葉至誠 著

高齡者的健康生活

序　言

臺灣於一九九三年，六十五歲以上老年人口突破總人口百分之七，超越聯合國所定義「高齡化社會」（Aging Society）的門檻，並於二〇一八年提升至百分之十四，使我國成為「高齡社會」（Aged Society），更將於二〇二五年升至百分之二十，成為「超高齡社會」（Super-Aged Society）（內政部，2019）。因應高齡社會的來臨，我們如何才能使民眾具備正確的態度來看待老化的現象，並具備適應高齡社會的能力？面對超高齡社會即將來臨，如何使老化成為人生正面的經驗，並提供高齡者有意義的學習課程、活動及新的經驗，讓高齡者同時具備「健康、參與及安全的活躍老化生活」，以促進健康老化提高生活品質。

隨著社會、醫療的進步，加以少子女化情形，高齡社會現象日益明顯，每位青壯勞動人口所要負擔的老年人口愈漸增加，並不只在於醫療成本的提高，對於健康高齡者的照護及安養問題，也是社會大眾應該關注的焦點。檢視國際高齡政策發展，從經濟、社會、政治各方面提出相關因應之道，聯合國認定：健康與福祉是老人兩大迫切與普及的議題。二〇〇二年世界衛生組織（WHO）在其出版的《活躍老化：政策架構》（Active Ageing: A Policy Framework）報告書提出「活躍老化」（active ageing）觀念，它是由「成功老化」（successful aging）中的「生產性老化」（productive aging）和「健康性老化」（healthy aging）發展而來，而社會參與、身心健康、高齡學習和社會安全為活躍老化政策架構的四大支柱，活躍老化代表一種更尊重自主和參與的老年生活，其層次較成功老化更為進階，以建構一個更能符合長者安身立命的高齡社會。健康促進為增進個體與團體的健康認知，導向正確的心態及積極的態度，以促使行為之改變，並尋求身心健康的方式，來提升生活滿意；而成功的活躍老化必須建基於「強化其掌控並增進自身健康的過程」。

世界衛生組織（WHO）對健康的定義：身體、心理、社會三面向的安寧美好狀態。鑑於人口老化快速，高齡社會的需求，社會應積極協助長者享有健康與品質的生活，成為政府健康與社會福利政策和措施的重點項目。我國高齡政策必須突破傳統僅照顧貧弱老人的範圍，而應擴展至健康、亞健康老人，範圍應當涵蓋：食、衣、住、行、育、樂與養生各層面的需求。透過公私協力機制發展創新服務，豐富銀髮服務以提供多元選擇，才能提高銀髮生活品質，促進高齡人口健康。援引一九八六年，世界衛生組織（WHO）在加拿大渥太華（Ottawa）舉辦第一屆健康促進國際會議，制定了《渥太華憲章》，認為「健康促進」是「使人們能夠強化其掌控並增進自身健康的過程」。是以，應對高齡化社會，國家高齡健康促進政策發展宜朝向：

以關注對象而言，從失能擴大至健康、亞健康；

就服務內容方面，從長期照顧為主的照顧服務，朝向對健康促進、友善環境及社會參與的重視；

以工作方針而言，從老人基本福利需求的滿足，擴展至無障礙、尊老敬老環境的建構。

平均餘命延長後，為回應民眾多元需求，單靠政府實無法完全滿足全部需求，唯有適度引進民間資源。由於人數眾多，大多數高齡族群的生活需求，具有一定經濟規模的量能，可透過自由市場機制來滿足；至於涉及病弱長者身體照顧或機構照顧部分，國家有責任建立規範，以維護服務品質，保障受照顧者權益。

「關懷長者」、「老者安之」是我們在邁向高齡社會的倫理價值，也是本書撰述的核心，正如同 Hooft（1995）所強調的：「關懷」將自我表現擴散於人類存在的各個層面，包括人與自己、人與社會、人與自然所構成的生物的、知覺的、心靈的整體情境脈絡中。面對高齡社會的來臨，實需擴大傳統老人福利的範疇，將之視為全體國人共同面對的現實。參酌對創新發展趨勢相當敏銳的「快速企業」（Fast Company）雜誌，倡議「二〇一七年是設計的公共利益年」，強調應該關照如何解決人類社會的集體發展問題；鼓勵用創新解決社會問題（從貧富差距、長期照顧、健保制度、到年金改革等）的重要性。希望發揮其專業技能，一起加入改造社會的行動計畫，期盼全民共同參與，齊心一同迎接未來的高齡社會。是以，筆者所服務的敏惠醫護管理專科學校於二〇一七年八月起開辦「長期照顧與健康促進管理學科」，以期落實「人文關懷，專業前瞻，國際視野」的辦學理念，發揮「教育是為社會而辦，社會因教育而發展」，積極培育具備服務長者健康促進及長期照護的專業人才。

本書的編寫特別感謝秀威資訊公司團隊多位敬業同仁的協助、執編、美編，使資料可讀性高、實踐性強的一份專業、通識兼容的教材。隨著專業知能的快速積累，本書尚有諸多不足之處，尚祈教育先進及讀者方家不吝賜正，用為精進。

葉至誠　謹序

簡　介

《高齡者的健康生活》是以長者為核心探討與健康生活有關的促進議題，以裨益長者安身立命，創造長者的價值。將健康因素融入生活中，在食、衣、住、行、育、樂等領域開展，以使長者具備生活自理能力、消費抉擇能力、資源管理能力、人際溝通與關懷尊重能力、多元思考與價值判斷能力，以正確的規律運動；以及適當的飲食控制，良好的社會參與感，會使老化中的老年人，獲得更好的身心健康效果，藉由更好的自尊心、自信心，讓生活品質更形提升，在未來面對高齡化社會來臨的衝擊下，能夠坦然的接受，並且有適切的應對措施與方法，以促進個人、家庭的安居樂業及和諧社會建設，從容迎接高齡社會的來臨。

目　次

第一章　高齡者的健康促進

前言

隨著老年人口的快速增長造成健康照護的衝擊與照護需求的增加，老年人的健康問題已成為健康照護政策的重要議題，進而對老年人健康促進的重視。對老化現象與過程的科學研究，它包括各種學術領域，對老化研究的結果和專業實務的運用，成為一種科際整合的行為科學。近年來，提倡健康促進生活型態一直是國際衛生保健的潮流，高齡人口的生理健康、心理需求及健康促進方式，乃至於高齡人口是否適應於老年期的生活而得以享受心理與社會的幸福感，是需要高度關注的。因應現今社會邁向高齡化，高齡人口的健康需求日趨增加，為降低高齡人口生活上的依賴程度，提高其自主能力可以活得更健康，也積極找出影響健康促進生活型態的方式，例如：健康的飲食、健康體能與加強社會參與、強調老人預防保健等健康行為，以減少社會負擔、醫療浪費等。

政府推動「營造高齡友善健康環境與服務」計畫，即在落實「健康老化」、「活躍老化」政策目標，降低高齡長者失能率、依賴率，延長並普及「健康餘命」，讓我國長者更能享有健康、參與及安全，並創造金色老年的永續目標。因此，為促進高齡人口的身心健康與生活幸福，使高齡人口可以學習付出與經驗分享，充實生活的樂趣與生命的價值，擴展生活領域增進身心健康。

第一節　高齡者健康促進的界定

人口老化是世界各國共同面臨的變遷經驗，世界各國面對高齡社會的挑戰，幾乎已達成一致的理念與共識。聯合國於一九九一年開始明訂每年十月一日為「國際老人節」（International Day for the Elderly），並明定一九九九年為「國際老人年」（International Year of Older Persons）。檢視國際高齡政策發展，健康與福祉已被聯合國認定為兩大主流議題，世界衛生組織提出「活力老化」核心價值，認為欲使老化成為正面經驗，必須讓健康、參與及安全達到最適化狀態，提升老年生活品質；西元二〇一二年世界衛生組織更以「高齡化與健康」（Ageing and Health）為主題，倡議保持健康才會長壽（Good health adds life to years）。高齡族群的快速成長所伴隨的生活支援與健康照護的需求，在少子化的趨勢下已經無法單純由增加照護者人數來達成，此外高齡者的社會參與、休閒活動、終身學習等需求，都應該予以關注。對照先進國家高齡政策發展取向，重視高齡就業與人力資源、引進民間資源及產業化議題漸受重視，啟發我國對應高齡趨勢的作為。

老化是人生必經階段，每個人希望自己的老化過程能順利、圓滿，可保持老年期身體的健康，進而享受高齡的生活，但成功老化並不會自動來到，必須靠個人主動追求健康的生活型態。世界衛生組織（World Health Organization；WHO）定義健康：「是一種完全的身體、心理及社會的安適狀態，並非僅僅沒有疾病或虛弱而已」。其內涵包含：

表 1-1　世界衛生組織對健康的定義

項目	內涵
身體健康	沒有疾病和失能，具備完成日常工作活力，且能從事閒暇活動而不會感到疲累。
心理健康	沒有心理失常，能夠應付日常生活挑戰，並且能夠與他人和社會互動而沒有不適應的心智、情緒和行為問題。
社會健康	能有效地與他人和社會環境互動，能滿意和樂於與他人建立關係。

（資料來源：作者整理）

世界衛生組織提倡「活躍老化」(active ageing)，著重的是：「為提升年老後的生活品質，盡最大可能以增進健康、參與和安全的過程」。活躍老化係以達成健康促進為必要。爰此，對於健康促進的內涵，有些著重以實踐健康生活的方式為目的，有些以實現積極的健康（positive health）為目標；有的將健康促進視為達到健康的「過程」，也有視其為最終的「結果」。如表 1-2：

表 1-2　健康促進的定義

學者	提出時間	內涵
Laffrey	1985	健康是個人實現潛能狀況，是一種不斷轉變的動態的過程，不只是身體，還包括感覺、心智、靈性方面達到最佳狀況。
O'Dennell	1986	健康促進是協助人們改善生活型態朝向最佳健康狀態。
Pender	1987	健康促進是一種開展健康潛能的趨向行為，包含任何以增進個人、家庭、社區和社會安寧幸福層次與實現健康潛能為導向的活動。
Green & Kreuter	1991	健康促進是結合教育環境支持等影響健康的因素，以幫助健康生活的活動，其目的在於使人們對自己的健康能獲得更好的控制。
Breckon & Lancaster	1994	健康促進是為增進健康生活而行動的一種教育性與環境支持，其包含社會、政治、經濟、組織政策與法規等的配合。

學者	提出時間	內涵
Kulbok et al.	1997	健康促進以獲得健康為目標所採取的行為，最終目的在於個人幸福感的增進。

（資料來源：作者整理）

綜上所言：健康促進是在協助人們透過環境、習慣的改善，以維護和增進健康的一種生活方式，以達到最佳健康狀態與獲得幸福感。健康促進生活型態包括適當營養、運動休閒、壓力處理、健康責任、發展社會支持系統及自我實現等。是以，我國「高齡社會白皮書」即以「健康促進」為核心理念，以「增加健康年數」、「減少失能人口」為政策目標。基此，為擘劃高齡社會新圖像，回應未來高齡社會失能者或健康者的各項挑戰與需求。

在一九八二年維也納高齡問題世界大會通過的「老化問題國際行動計畫」中宣示，老化問題包括影響到老年個人的問題和人口老化有關的問題，並將其內容分為發展與人道主義兩方面，在發展方面主要是討論社會經濟問題；人道主義方面則側重老年人的特殊需要，包括教育、就業、保健與營養、家庭、社會福利、居住環境、收入保障等。爰此，面對高齡人口速增的未來，如何使未來人口組成朝向人人健康發展是政府施政重點，政府除推動既有高齡相關政策與措施，必須以更前瞻的角度規劃整體高齡政策。揭示「為年輕人找出路、為老年人找依靠；為企業找機會，也為弱勢者提供有尊嚴的生存環境」做為施政主軸，其中「為老年人找依靠」的目標即是讓老人在地安老，快樂生活，健康有尊嚴，呼應世界衛生組織健康老化、在地老化及活力老化理念。

第二節　高齡者健康促進的需求

由於全球老年人口的快速增加，與銀髮族相關的「銀髮產業」正快速發展。所謂的「銀髮產業」，舉凡食、衣、住、行、育、樂、醫療照護等範疇，幾乎是無所不包，所帶動的社會機能已受到高度重視。老年人口隨著經濟繁榮，科技進步，公共衛生與醫藥發達而增加，但社會結構的迅速蛻變，家庭功能變遷，人際關係疏離，使老人健康生活日漸重視。攸關老年人口的議題，無論在經濟、醫療及家庭方面，乃至於老人的教育、休閒、娛樂、安養、心理及社會適應等議題，正逐漸浮現出來，有待政府及社會共同正視，其內容涵蓋：

表 1-3　高齡者的基本需求

項目	內涵
經濟問題	無論就社會福利之觀點所提供的生活津貼，或就保險的方式提供的老人年金制，雖可助其解決部分問題，但也為社會或政府帶來了財政上的負擔。
健康醫療	老年人常見的疾病，無論急性治療，或慢性，均須花費很多人力財力照顧而健康保險應可提供很大的保障，目前全民健保的實施，有很大助益。
安養照顧	無論就個人、家庭、社會而言，這都是個重大的需求，而照顧者的壓力尤其是個重大的問題，值得醫療人員及社工人員共同加以重視。
福利服務	隨著預期壽命的增進，高齡者的需求日益多元，福利服務顯得必要與迫切。

（資料來源：作者整理）

健康、成功的老化，是指在自然老化之下，採取適當的策略或生活型態，以維持老年時，身心認知功能上健康、減少正常老化對老年生活機能的影響。成功老化應具備：健康、經濟、家庭、社會、學習與適應等多個因素。老人需要些什麼？總歸有幾方面的基本需求：

一、經濟保障

老年人除了個人早年的積蓄外，對退休金、老人年金等的妥善規劃，是晚年生活的保障，其牽涉面至為廣泛，應教育所有國民及早進行規劃，妥善運用有限之資源，為每位老年人，和每個人將來年老時求安全的保障。有了健康保障，身體狀態佳，自然在生活所需上期望能達到衣食無缺，各項物質需求有相當的滿足，老年福利中對於老年人的經濟福利是不容忽視的。傳統觀念認為老年人是由子女去奉養，隨國家經濟進步，老年人口增加，對老人照顧的觀念亦有所改變；老年人不只是子女的責任，也是社會、國家的共同責任及資產，政府應保障老人經濟安全，不論貧富都應使老人有基本收入，並維持尊嚴的最低需要，國民年金就是對老人經濟安全的保障。

二、健康醫療

這是最基本、最重要的保障，因此有關醫療照護體系、養生系統是長者所注重的。俗語說：「人老最怕病來磨」。不幸的是，偏偏「老」與「病」常是隨伴而來。因此，在老年問題之中，醫療照顧就是非常重要的一環，而老年醫學也就愈發顯得重要了。按理說，就目前我國的情況來看，政府已實施了「全民健保」，理論上講，醫療大體上應可無憂了。然而實際上不可諱言，實施上仍有許多不足之處，如就醫的方便性、週全性、繼續性等，均尚有精進提升，而當前專對老年人設置的療護機構仍顯不足，而如何使急性醫療院所與慢性療護機構之間密切聯繫配合等現象，不僅使其個人受困，更使其家庭陷入困境，照顧者的人力缺乏以及其所承受的諸多壓力，是當前不可忽視的社會問題。

三、安養照顧

老年人日漸老邁，終有不能獨立自我照顧之時，而照顧的人力變成一大負擔，尤其面臨家庭成員日漸減少的現代社會，將來家庭成員不足以負擔照顧全責，故安養機構將是主要的替代方案，事實上目前及可預見的將來，一般家庭的人口已明顯減少，而青壯人口又需負擔生計，長期照顧的困難已日漸增加，此一嚴肅課題必須面對，而政府與社會的介入，普設老人公寓、安養機構以及慢性病的療護機構等都是無可避免的。有了健康、經濟保障後，我們也希望老人在親情、溫暖中有歸屬感，這也牽涉到家庭倫理部分，希望三代同堂或同鄰，有親人、伴侶的保護，安享晚年，鼓勵喪偶的老年人再創第二春等。

四、福利服務

對於老年人而言，一生的最後一段時日，追求良好的精神生活乃是最有意義的事，物質上的不匱乏，尚不能滿足人生，精神上的安慰與寄托，是人性面更高的追求。因此，如何就每個老人家來設計、安排其心靈方面的活動，儘量使其能安享天倫之樂，安排適當的休閒活動，參與藝術、音樂等多方面的享受，以及適度得到宗教方面的撫慰。對老年人要尊敬、禮讓且應崇尚敬老風氣，不要因為工商業的發達只講求效率，汲汲於名利，對老人不尊重，使老人活得不快樂；我們應讓老人活得有尊嚴才是社會對老年人的保障。

基於當前社會日漸老化的事實，老年問題叢生，乃必須面對的困境，其中最為迫切而嚴重的，首推醫療問題與生活照護問題。在已邁入高齡化社會的台灣，如何規劃出一個兼顧社會、經濟、財政等方面的現況，同時又能真正照顧老人生活的整體政策，是我們所關切的，是公共政策所必須著力的。

第三節　高齡者健康促進的借鑑

健康促進的目的是在鼓勵人們去控制和改善個人的健康，而高齡者健康促進可藉著提升高齡者的健康知能及自我照顧策略，來達成降低高齡者罹病率及促進其生活安適的功效。隨著健康促進的定義不斷地精進，代表著健康的課題漸漸受到重視，也影響健康促進計畫的擬訂及介入策略的選擇。先進國家老人健康促進策略，茲將資料整理如下表：

表 1-4　高齡者健康促進的國際借鑑

國家	方案	內涵
英國	2001 年提出國家老人服務架構整合十年計畫（2001 National Service Framework for Older People）	結合社會服務支持系統，增進老人自主平等與健康獨立，並獲得高品質服務，滿足其需求。
世界衛生組織	2002 年提出活躍老化的概念（2002 Active Ageing: A Policy Framework）	為各國健康政策的參考架構，指持續參與社會、經濟、文化等事務，能與家庭、同濟、社會互動，同時促進生理、心理與社會健康。
歐盟	2003 年提出健康老化計畫（2003 Healthy Ageing: A challenge for Europe）	肯定老人的健康促進及社會價值，發展支持性政策，擬定健康老化指標，評估成本效益，發展改善生活型態策略，創造適合高齡者環境，推廣健康飲食、醫療照護、預防傷害、心理健康、社會參與等議題。

國家	方案	內涵
日本	1990~1999 提出黃金計畫	鼓勵民間設立老人保健及福利綜合機構，讓老人有獨立有尊嚴。
	2002 年提出健康增進法	以改善生活習慣為目標。
	2005 年提出高齡化社會對策（2005 Healthy people in Japan）	建立終身健康、環境健康、照護預防服務。
美國	2007 年提出健康人方案（2007 The State of Aging and Health in America）	全國健康促進和疾病預防目標，希望年長者能達到獨立、長壽、具生產力、高生活品質的狀況；同年提出美國老化與健康現況政策，以健康狀況、健康行為、預防保健服務與篩檢、事故傷害等四大類 15 項指標明定老人健康監測指標。

（資料來源：作者整理）

對健康的內涵認知包括：有一般安適的感受、無疾病症狀、能執行常規活動等。而讓個體免受身心限制，能夠執行其所被賦予的社會角色的程度，即所謂人的功能性狀況（Functional status）。健康促進對於高齡者其重要性有：第一，高齡者是所有年齡層人口當中成長最快速的一群。第二，老化與慢性病的罹患率呈現高度正相關。第三，有限的醫療資源以及高成本的長期照護體系當中，高齡者是最主要的消費群。

有鑑於日本的高齡現象深受矚目，以該國在健康促進方面，二○○○年啟動「《健康日本二十一》計畫」，期能增進含高齡者的營養與飲食生活、身體活動與運動、休閒，保持心靈健康、牙齒咀嚼力等領域之健康，改善生活習慣、預防疾病增進健康，減少因高齡化問題、高血壓和心臟病等慢性病，增加所造成的個人與社會負擔；二○一二年啟動「《健康日本二十一》第二次計畫」，期能縮小國民的健康差異，提早預防高血壓、心臟病等慢性病的發病和嚴重化，也希望提高全民的生活品質；二○一二年啟動「認知症對策推進五年計畫」，期能促進早期診斷和因應失智症，建構各地之失智症醫療機構獲相關支援機構；此外，建立地域性的持續性在宅醫療和照護的提供，以居家服務方式延續醫療機構的醫療服務。

世界衛生組織更於二〇〇二年提出「活躍老化」核心價值，認為欲使老化成為正面經驗，必須讓健康、參與及安全達到最適化狀態，提供高齡友善醫療服務，強化連續性照護，促進醫療資源有效運用，減緩高齡者罹病導致失能，確保高齡健康生活。Robert 和 Minkler 整理健康促進新觀點如下：

第一，擴大健康的定義和影響因素，將社會經濟脈絡納入。

第二，跨越個人生活方式和行為的改變，將社會和政治層面的策略納入。

第三，個人和集體的培力同樣重要。

第四，健康問題的定義和策略思考上強調社區的參與。

世界衛生組織指出年齡越大且存活時間愈久，失能與疾病的比例愈高，如此會形成醫療照護人力和費用的龐大負擔，而健康促進可延緩伴隨老化而來的疾病及失能，並避免早發性的死亡，雖然對老年人常有的慢性病不具治癒作用，卻能減輕其症狀，增加身體功能，限制疾病惡化及緩和心理問題。成功老化研究中有系統且被廣泛運用的觀點有二：

表 1-5　成功老化的觀點

模式名稱	內涵	特質
Baltes & Baltes 的「選擇、最適化與補償」模式	老年生活可透過自我心理調整適應和個人行為改變的過程，考量系統與生態環境。	經由教育、動機、健康相關活動等策略，可以達到成功老化的目標。
Rowe & Kahn 的三元素模式	當三面向同時達成時即達到成功老化的狀態。 1. 避免疾病與失能； 2. 維持高度心智與身體功能； 3. 老年生活的積極承諾。	透過疾病預防（例如飲食與運動）、生物醫學途徑、教育、社會支持、增進自我效能等策略，可以幫助達到成功老化。

（資料來源：作者整理）

高齡者的健康照護在現代社會中至為重要，而老人健康照護的推動需要多重專業的密切合作方能永續推動。擁有健康促進生活型態是健康促進的要素，透過健康促進生活型態可使老年人感到生活滿足及愉快，對老年人生活獨立功能的維持及生活品質的促進有極大的助益，是以長者的健康促進是當前重要的公共政策，而非僅避免疾病的發生。

第四節　高齡者健康促進的重要

從過去到現在，人類社會從未經歷過如此長壽的情況，看似人口老化帶來各種問題與挑戰，但也讓世界各國開始尋找社會轉變的新契機。健康促進的定義是：使人們增強其掌控和改善自身健康能力的過程，達到生活品質（quality of life）的目標，為一個人功能性的健康、勝任能力的感覺、日常生活功能的獨力以及對於個人社會滿意度的綜合。健康促進是屬於較為積極的作法，主要是因具有防範未然的意義，讓個體達到更健康的狀態，而不是等到疾病發生後再來加以治療。為促進長者的活躍老化、獨立自主，應整合各部門的資源，全面佈建活化長者身心社會功能，以期長者能從不斷的學習中產生快樂，藉社會參與，保有對生活周遭環境與事物的關心與興趣，變得更有活力。

隨著年齡增長，長者落入失能狀態的風險也會逐漸增高，從公共衛生三段五級的觀念來看，要避免落入失能，最佳的方法就是積極維持身心靈的健康狀態。高齡者健康促進的重要課題，應是在於提供適合高齡者的根本需求，協助高齡者獲得適性的能力，以解決身心靈的種種問題，圓滿如意地完成人生任務。因自理生活的活動有助於減緩身心機能的衰退、保持身心健康與維持其生活品質；同時能降低醫療的需求，對整體的社會成本而言，具有正面的意義。二十一世紀的老年人健康照護目標重點在於「創新」、「整合」與「品質」，更強調健康促進、疾病預防和高危險群管理；依疾病自然史與三段五級模式：

表 1-6　健康促進三段五級模式

階段	著重	主要工作
初階預防	第一級為健康促進 第二級為特殊保護	初段預防為健康指導和衛生宣導
次段預防	第三級為早期發現（診斷）、早期治療（疾病控制）	次段預防為健康檢查、異常個案轉介與追蹤
三段預防	第四級限制蔓延（殘障） 第五級恢復常態（復健）	末段預防為評估、通報、長期照護轉介及管理

（資料來源：作者整理）

健康促進與特殊保護都屬於初段預防的範圍，藉由增進身心健康、提高對致病因子的抵抗力，以期達成個體安適，促進健康的目的。

若健康促進活動成功推動，能使老人生活型態變好，醫療門診服務利用的次數顯著較少，並且能減低慢性病困擾、降低寂寞感與憂鬱狀況，達成成功老化的目標。落實初級預防衛生服務，以健康促進導向，從個人、社區到國家，培養個人生理、心理、社會健康行為與正確認知、營造社區、職場等支持性環境並規劃健康政策；落實推動多元防止跌倒對策、規律運動習慣及保持口腔衛生三方面，以提高老年人自然牙齒數，確保老年人健康功能，減少失能人口。

人口老化伴隨的健康照護問題已被許多已發展國家列為重大政策議題，這些國家積極發展長期照護體系以滿足身心障礙人口的照護需求。而讓老人留在社區中逐漸老化被認為是可維持老人獨立、自尊、隱私及照顧品質的關鍵，「在地老化」（aging in place）政策目標被許多先進國家列為長期照護政策遵循之指標。人口老化趨勢下，老人學研究已不僅關注在已生病或功能障礙的老人照顧上，還應使所有老年人的生活更健康、更滿足。「活得久、活得好」是古今中外人類的夢想。成功老化因此成為新興研究議題，希望能夠超越生物年紀以及從基因、生物醫學、行為、社會因素等方面來促進人們在老年生活的能力與功能。

在高齡人口急遽增加之時，老人福利服務益顯其迫切性與重要性，是以更應不斷鑽研相關知能，分享服務經驗，藉以提昇服務品質，因應需求拓展服務項目，使政府機構，社會資源相互為用，以全方位、人性化的需求導向，提供適切的福利服務。在探討影響高齡者健康促進生活型態的層面，Walker 於一九八八年提出健康促進生活型態的評估項目，包括：

表 1-7　Walker 對健康促進生活型態的項目

項目	內涵
健康責任（health responsibility）	整合資源推動個人健康促進計畫，透過營養、戒菸、用藥諮詢、規律運動及減少風險行為，提升長者健康意識並促使其重視自癒力。包含：關注自己的健康，與健康專業人員討論健康相關議題，參加健康保健的活動等。
飲食營養（nutrition）	健康的飲食形態及能做正確的飲食選擇，少吃含大量脂肪、膽固醇、鹽和糖的食物，不喝或有節制地喝含酒精的飲料。包括日常飲食型態與食物選擇。
體能運動（exercise）	從事運動及休閒的活動，尤其特別強調每週至少運動三次，每次持續二十分鐘以上的運動，並能將運動行為融入日常生活中，能從事規律性運動或休閒性活動。
壓力處理（stress management）	能放鬆自己及運用減輕壓力的方法，包括睡眠、放鬆自己、運用減輕壓力的方法等。
人際支持（interpersonal support）	能發展社會支持系統，並與他人維持有意義的人際關係。如親密的人際關係、與他人討論自己的問題、花時間與親密的朋友共處。
自我實現（self-actualization）	以延長個人健康壽命，強化民眾認知為基礎，提升長者生理、心理及社會健康識能與自我保健觀念。包含生活有目的、朝個人目標發展、對生命樂觀及有自覺及正向發展的感覺。

（資料來源：作者整理）

人在老化的過程中，經濟運籌、政治參與、社會地位將因自身的老化與社會環境的變化，逐漸由主角地位降為配角，在這轉變的過程中，如果老人社會化失敗，易導致社會適應的困難。尤其在老年期中，老人面臨身體器官與生理機能，甚至心理與社會調適功能的衰退，透過終身教育、健康促進，可使年老退休後仍能過得很有意義、充實，心理上覺得自信與快樂，增進他們生活滿意及體驗人生的意義，對老年人心理調適與社會適應帶來正向的助益，以避除老年人「退休震盪」（retirement shock）及「無角色的角色」（rolelessness）現象，增進心理成長，獲致精神慰藉，從而不斷提升其應付社會變遷的能力。高齡賦權增能（empowerment）的倡議過程中，高齡健康將愈顯其地位與角色的重要性。高齡者的健康促進活動常是被忽略，高齡者健康促進行為的重點在於增進高齡者最大潛力以及將老化所產生的影響縮到最小。

老人社會權的意義，除了提供老人作為一個社會公民的基本權利外，特別強調不得因為年老、體衰、活動慢而遭受剝削排斥，高齡健康促進即係彰顯老人社會權的落實。面臨高齡化的發展趨勢，已開始推動正向積極的老化觀念，建立高齡社會的新圖像是帶動高齡社會正向發展的重要課題。

人口老化所面臨最大的問題之一，就是高齡人口以及慢性病健康照顧需求的增加，無論人口老化或疾病型態的轉變都和人們的生活息息相關，因此形成了對健康促進的重視。醫療服務的精進，雖使現今的老人多活十幾歲，但活得長久並不保證活得快樂，醫療的發展能延長壽命，卻不一定能有效解決老年人的健康與提昇生活品質。在國內衛生與福利整合的既定政策下，如何從個別、社區及政策等層面落實「活的老、活的好」的理想。並將「健康促進」、「生活品質」的觀念與內涵融入現行老人服務方案，除順應世界趨勢，也是具體實踐此理想的關鍵作法。健康促進推動的五項重點：

1. 制定健康的公共政策。
2. 創造具支持性的環境。
3. 強化社區的行動能力。
4. 開發個人的生活技能。
5. 釐清健康服務的方向。

面對人口結構性的變化，未來如何迎接全新的社會，延長健康歲數，減緩失能發生，讓健康、亞健康及失能高齡者的生活及照顧需求皆能得到滿足。以延長健康時間、減緩依賴程度做為行動理念，增進國民生理、心理、社會健康意識及自我保健概念，建構高齡整合醫療體系，結合科技提供智慧醫療照護，提升照護連續性，結合人文精神提供高品質的老年整合式醫療服務，使長輩享有健康尊嚴的高齡生活，全面提升老年生活品質。因此，多了解、關切老年人的健康生活品質，提升健康體適能，避免疾病的侵襲，增進獨立性，進而達到成功老化的目標。

結語

健康猶如一座金字塔，金字塔可分為三層，底層為身體健康，中層為心理健康，頂層為心靈健康。心靈健康之探究與昇華，乃奠基於身體及心理健康。擁有身體（生理）健康僅是人們的基本需求與企盼，但並非完整的健康。完整的健康除身體外，還包含心理和心靈性的健康。推動通用設計理念，滿足高齡者的居家環境、公共空間改善需求，應用資通訊科技整合，創造高齡智慧生活；建構資源整合平台與產業群聚，跨域、跨業滿足長輩需求，開發多元熟齡商品與服務，落實食衣住行育樂皆無障礙的友善環境。

高齡者有其特殊的生活經歷與發展任務，促使高齡者以不同於其他年齡階層者的態度來面對即將結束的生命歷程。「活著長壽是數字的問題，活著好是品質的問題」，而健康促進行為的培養，或負向健康行為的中止或降低，則關係著長者晚年生活方式與品質。老人健康的生活型態包括：健康飲食及運動、避免不良嗜好、防止意外傷害、預防性健康照護行為（含健康檢查、預防注射、壓力調適、自我實現和建立社會支持網絡等）及避免環境中的危害。易言之，我國老年疾病預防與健康促進的重點在於教導民眾老人疾病防治相關知識，減少危險因子，進而建立健康生活型態，以維護老年人身體健康並達成功老化的目標。

第二章　高齡者的健康與飲食

前言

人生需要的是一個健康的身體。有了健康，我們才能憑著自己的努力，朝著目標去經營，塑造一個屬於自己的人生。「民以食為天」，飲食是人類維持生命的基本條件，與人的健康長壽有密切的關係。「吃」說來容易，但要使我們每日的飲食達到「吃得飽」、「吃得好」，更要從科學的觀念，合理且適當的「吃出健康與活力」卻是需要下一番功夫的。合理的飲食方式，自然的健康食物，均衡的營養，是健康長壽的一項重要因素。健康並不是代表所有的一切，但是沒有健康，所有一切就落空了。飲食不僅在中國文化上占很重要的地位，飲食與健康更是有極密切的關係，連帶的也和我們生活的品質息息相關，吃得好，身體健康，精神爽，工作效率好，成效高，心情愉快，人際關係也比較和諧。我國人在飲食的發展上，從「飽」，到「好」（補身、營養、新奇），至今「精緻」（品味、健康、養身）。

第一節　食物的分類與健康元素

我們的美食常常吸引外國朋友遠道來台品嘗，近年自然健康的飲食風氣盛行，在兼顧營養中以頤養健康，用富營養的食物，吃出自然與健康。良好的營養攝食，對一個人的健康有著正面的助益，營養學正是研究飲食，對人體所產生功能的學問。食物的選用，以多選用新鮮食物為原則。就食物的分類為：

表 2-1 食物的分類簡表

類別	重要
五穀根莖類	提供熱量及部分蛋白質、維生素、礦物質及膳食纖維，包含飯、麵、玉米、番薯等五穀雜糧。全穀類食品（如糙米、胚芽米、全麥麵包等），具備更豐富的維生素、礦物質及膳食纖維。
油脂類	烹調用油，提供熱量、脂肪及必需脂肪酸。肉及奶油具動物性的飽和脂肪，植物油作為烹調用油，可使脂肪酸的攝取比例較為符合健康的需要。
蛋魚肉豆類	提供蛋白質、部分熱量、脂肪、維生素及礦物質。「豆」是指黃豆及其製品（如豆腐、豆干、素雞等），其他如綠豆、紅豆是屬於五穀根莖類，四季豆、菜豆是屬於蔬菜類。
奶類	提供蛋白質、部分熱量、維生素及充足的維生素 B2 和鈣質。
蔬菜類	提供充足的維生素、礦物質及膳食纖維。深綠色及深黃紅色的蔬菜，維生素及礦物質的含量比淺色蔬菜豐富。
水果類	提供熱量及充足的維生素、礦物質、膳食纖維。如芭樂、橘子、柳丁、芒果、木瓜、文旦等。

（資料來源：作者整理）

沒有一種食物含有人體需要的所有營養素，為了使身體能夠充分獲得各種營養素，必須均衡攝食各類食物，不可偏食。每天都應攝取五穀根莖類、奶類、蛋豆魚肉類、蔬菜類、水果類及油脂類的食物。美國的金字塔飲食指南提供健康飲食的理念：

表 2-2 美國的金字塔飲食指南

層級	類別	內涵
最頂端	油脂、糖	必須適量攝取，以預防成人慢性病。
第二層	奶類及肉豆蛋類	不宜過量攝取，不過量絕對是對自己健康有益的，站在生態學的角度也可以減少地球的負擔。

層級	類別	內涵
第三層	蔬菜水果	以攝取充足的維生素、礦物質及膳食纖維，含有豐富纖維質的食物可以降低血膽固醇，有助於預防心血管疾病。
最底層	五穀根莖	是最基本、最重要的食物，米、麵等穀類食品含有豐富澱粉及多種必需營養素，是人體最理想的熱量來源，應作為三餐的主食。

（資料來源：作者整理）

食物為維繫人類生命的基礎，飲食的課題不斷的演進；當今由於社會富足，飲食呈現多樣化，常云「病從口入」，尋求刺激，為滿足口腹之慾，追求流行，未曾探究這些東西吃下肚之後會對人體健康產生的後果。由於飲食不當，造成身體極大負擔。因此宜了解食物所蘊含的營養素：

表 2-3　食物蘊含的營養素

<table>
<tr><th>類別</th><th>重要</th><th colspan="2">食物</th></tr>
<tr><td>蛋白質</td><td>蛋白質是人體細胞、骨骼肌肉、毛髮、血液的主要成分，可以供給人體新陳代謝所需的熱能，並且促進生長與發育。缺乏蛋白質時，身體各部分的發育就會變得十分遲緩，嚴重時會引起貧血及水腫。所以每個人該攝取足夠的蛋白質，以維護身體的健康，對於發育中的兒童以及孕婦，蛋白質更需要大量攝取才行。</td><td colspan="2">以瘦肉、蛋、奶、魚、米食、麵類等含量較多，素食者則應從豆類中獲得補充。</td></tr>
<tr><td rowspan="2">脂肪</td><td rowspan="2">是人體必需的營養素之一，它主要的作用是供給身體所需的熱能，並且使脂溶性的維他命能夠順利地被身體吸收利用。動物性脂肪含有飽和的脂肪酸，攝取太多容易引起動脈血管硬化或心臟方面的疾病。植物油中所含的不飽和脂肪酸雖然無此缺失，但是攝取太多也會引起肥胖等後遺症。</td><td>動物性</td><td>奶、豬油、牛油、雞油。</td></tr>
<tr><td>植物性</td><td>大豆、花生、菜籽、芝麻、玉米。</td></tr>
</table>

類別	重要	食物
鐵質	是造血的主要成分，人體缺鐵的時候，就會出現貧血、頭暈目眩等症狀，身體也很容易疲倦。多吃鐵質含量較多的食物就可以獲得改善，尤其是菠菜鐵質含量很高，但熱量卻很低，是很好的鐵質補充劑。	蛋黃、動物肝臟、深綠色蔬菜、葡萄乾。
鈣質 磷質	鈣、磷是構成牙齒和骨骼的主要成分，也是維持體內酸鹼平衡的重要營養素。攝取足夠的鈣質，可促進正常的生長發育，並預防骨質疏鬆症。國人的飲食習慣，鈣質攝取量較不足，宜多攝取鈣質豐富的食物。人體如果缺乏磷和鈣時，容易產生骨質疏鬆、牙齒發育不全等症狀，對於成長中的孩童以及孕婦顯得特別重要。	蛋、奶、黃豆、小魚乾、堅果、肉類、海鮮等。
碘質	碘是甲狀腺素的主要成分，主要的功能在於維持甲狀腺素的代謝正常，防止甲狀腺腫大。缺乏的時候，甲狀腺就會浮腫。不過碘如果攝取太多，又容易引起甲狀腺機能亢進、引起內分泌失調，所以攝取時要適量。	海帶、紫菜、海產以及食鹽。
鉀質	是掌控尿液的排放，跟體內水分的調節息息相關。	水果、綠色蔬菜、肉、魚、穀物、堅果。
氯質 鈉質	氯可以促進消化液的分泌，鈉有助於維持體內正常的水分。	食鹽。
纖維質	食物中的纖維本身並沒有任何的營養價值，也無法被身體消化吸收。但是可以幫助消化，促進腸胃的蠕動，使排泄順暢。	蔬菜、水果。
碳水 化合物	碳水化合物又稱為醣，舉凡各種澱粉質食物都含有大量的碳水化合物，吃了不但可以充飢，而且在消化吸收之後，更可以轉換成熱能，提供身體活動所需的能量。有些人為了減肥，凡是含有糖分或澱粉質的食物一概拒吃，這是錯誤的。身體如果缺乏碳水化合物，身體熱能不夠，容易怕冷，體重會逐漸減輕，動不動就易疲勞，身體各種機能也會有衰退的現象。所以適當地攝取碳水化合物是必要的。	米、麥、馬鈴薯等五穀雜糧。

類別	重要	食物
維他命 A	增加人體對疾病的抵抗能力，如果缺乏容易罹患夜盲症、眼睛畏光、頭皮屑增多、以及皮膚乾燥等症狀。一般黃綠色的蔬菜和水果含有大量的葉紅，亦即俗稱的胡蘿蔔素，經人體消化後會有一部分轉變成維他命 A，供應人體所需。	奶、肝臟、乳酪、蛋黃、魚肝油。
維他命 B	維他命 B 群就像一個團體一樣，常常成群結隊出現在食物中，屬於水溶性的維他命。這個成員包括維他命 B1、B2、B6、B12，以及葉酸、菸鹼酸、泛酸等，主要功能是促進生長發育、預防疾病、增進食慾。缺乏維他命 B 群時，容易產生記憶力減退、生長遲緩、食慾不振、頭暈目眩等現象，嚴重缺乏時，則會出現口腔炎、溢脂性皮膚炎、角膜炎、嘔吐、腹瀉、以及心臟肥大等疾病。	穀物、豆類及蔬果、肉類、動物肝臟、奶、蛋、酵母製品。
維他命 C	維他命 C 是水溶性的，極易在熱時遭到破壞，也常隨著尿液及汗水排出體外，富含維他命 C 的食物如果沒有趁新鮮食用，放久了維他命 C 也會逐漸消失。它具有促進紅血球造血的功能，可以維持正常的新陳代謝，增強疾病的抵抗能力，並且有助於鐵質的吸收及傷口的癒合。此外，維他命 C 還可以養顏美容，避免在日曬後產生黑色素的沉澱，使肌膚美白。缺乏維他命 C 時，身上的傷口不易癒合，血管會變得脆弱；牙齦容易出血，極易導致壞血病，不過只要多吃，可以獲得補充。	深綠色的蔬菜以及各種新鮮水果。
維他命 D	維他命 D 是一種脂溶性的維生素，可以促進鈣、磷的消化吸收，維護牙齒、骨骼的正常發育。缺乏的時候容易出現骨質疏鬆、軟化的現象，導致佝僂症；牙齒也容易鬆動或傾斜。平常只要讓皮膚曬點陽光，體內自然就會產生維他命 D。	奶、蛋黃、魚肝油、木耳、香菇。

類別	重要	食物
維他命 E	維他命 E 可以增進荷爾蒙的分泌，加強血液循環，防止血管栓塞或硬化，並且減少膽固醇的含量。此外，它也可以預防肌膚老化，減少流產或早產等情形。人體如果缺乏維他命 E，容易使皮膚產生皺紋，失去光澤，也比較常有腸胃及內臟方面的疾病產生。因為維他命 E 是脂溶性的，攝取過多時，無法隨著水分排出體外，將會囤積在體內，造成不良影響。	天然植物油。
維他命 K	人體有出血時，血液會自動凝結，避免失血過多，這都是維他命 K 的功用。缺乏維他命 K，出血時就不易凝固，可能會造成大量出血，嚴重的話，就會因失血過多而造成生命危險。	肉類、肝臟、菠菜、花生油。

（資料來源：作者整理）

高齡者健康飲食是以生命歷程（Life Course）的方式著手，強調風險管理與事前預防，沒變老就得先做好準備，才能幫助民眾健康的變老。由於上了年紀的老年人，各種器官功能逐漸衰退，基因與細胞的缺損也增加，免疫力下降，身體組織的流失。導致產生了種種的生理現象的變化，例如：身體組成的改變，胃腸道功能的衰退，新陳代謝的速率趨緩、多種疾病的現象等。所以在提供老人食物的營養知識如果不足的話，或採用不正確的方法，久而久之，就會直接影響老人營養素的攝取，隨之而來的老人身體健康情形就會惡化。

飲食與健康，應該從小向兒童及其家長進行飲食知識教育，運用教育方法，教導營養知識及技能，樹立正確的飲食觀念，進而培養學生飲食禮儀，訓練衛生習慣，使之能在日常生活當中實踐正確的健康生活，以促進身心健康。個案營養評估與供應老人在長者健康飲食顯得格外重要，很多慢性病，都是年輕時不健康的習慣造成的，而慢性病的控制、持續的保健，也會影響失能的發生年齡與老年的健康。

第二節　好食物有益長者的健康

飲食決定一個人的健康狀況，而對於高齡長者的飲食照護更是要注意，該如何均衡補足各式營養又能吃的開心，在份量、頻率以及習慣上該如何調適，讓身體更健康？把握健康管理的飲食原則，讓長者，減少病痛、吃的更滿足。健康問題在每一位老人身上的不同組合，造就了老年人口寬廣的健康光譜，從植物人、具有生活活動功能障礙的重度依賴者、只有工具性生活活動障礙的輕度依賴者、可以獨立日常生活但具有慢性病或心理問題者、到完全不具有任何慢性病的健康人士。在此複雜的身體問題背景下，老人對健康照護服務的需求隨之多元化，在先進國家中，除了對老人提供長期照護和醫療服務外，整體照顧的理念在老人不斷增加的壓力以及照顧科技的發展下，一再受到挑戰，其中以二十世紀八〇年代 Fries（1983）所提出的疾病壓縮理論（compression of morbidity）影響最深，主張對絕大多數老人所需的健康促進與疾病預防需求加以重視，以預防或延緩老人身心功能的退化，減少長期照護的需求，控制節節升高的照顧經費。

水是維持生命的必要物質，可以調節體溫、幫助消化吸收、運送養分、預防及改善便祕等。白開水是人體最健康、最經濟的水分來源，應養成喝白開水的習慣，每天應攝取約六至八杯的水。同時，每日定食定量，三餐均衡不要忽略任何一餐，因為被省略的那一餐往往會在下一餐中加倍的被補償回來，反而吃得更多。

表 2-4　優質食物有益健康增進

類別	內涵
葉菜類	白菜、綠色花椰菜、包心菜、菠菜、甘藍菜等具有良好的營養素。
根莖蔬菜類	洋蔥對心臟血管的保健有幫助。
魚類	鮭魚、鯖魚等適量有助於身體健康。
水果類	1. 哈密瓜有豐富的維生素 C。 2. 木瓜、奇異果、芒果、番石榴等都屬高纖維、高維生素且低熱量的水果。 3. 紅葡萄是有益健康的水果。

（資料來源：作者整理）

獨居或半獨居長輩增加，由於少量烹調執行不易、行動不靈活等導致自備食物困難，因而選擇罐頭、耐久放醃製品為主要配菜。也有部分長輩因為味覺敏感性降低，口味變重於是選擇此類食品。但無論自製或罐頭等醃製品，鈉含量較高，一般長輩多有高血壓，不建議多吃。以營養價值觀點，蔬菜內有益的維生素、植化素等抗氧化物質，容易隨時間流失，長時間醃製食品不像新鮮食物能提供足夠營養素給身體所需。健康飲食習慣宜朝向力求「遠」、「雜」、「簡」、「匀」等原則：

表 2-5　健康飲食的原則

原則	內涵
遠	食物屬性較遠（如畜肉為四隻腳，避免同一餐共食）。
雜	食用屬性不同的食物（如畜肉、魚蝦、葉菜、莖果）。
簡	多樣少量，需要的營養可分配在各餐。
匀	不偏某一種食物（或營養素），及對各種食物食用宜均衡服用。

（資料來源：作者整理）

老年階段，身體體力與各項器官功能的衰退變化速度非常快。疾病的種類由單一種疾病，很容易就增加為多重疾病，對營養的攝取方式與成份，就必須依個案的營養需求，做不同的供給，並且隨時進行需求評估，以掌握每位老人在不同階段下，所需要供給的食物。老人營養的需求老人健康飲食，要特別注意所謂的三低二高，三低就是（1）低油脂（2）低鹽（3）低糖，二高是指（1）高纖維（2）高鈣。可以採取量多餐式的攝取均衡營養，白天要儘量配合喝水。同時最好每一天的熱量大約在 1,600~1,800 大卡，乳製品每天至約 2,000~2,400C.C.，其他主要食物類，魚肉蛋豆類大約是 3~5 兩，蔬菜、水果類也大約是 2~3 小碟，油脂類約 3 小匙。進食時技巧：

表 2-5　健康飲食的原則

原則	內涵
均衡飲食	外出進食時也要依照均衡飲食之原則，進食時要儘量除去肉類較肥的部分及家禽的皮層。不要在一餐吃下一整天所需的熱量或抱先吃為妙的心態。若有剩餘的食物，可用食物盒載走，不致浪費。
適量飲食	進食前撇走多餘的醬汁，不要以餸汁拌飯，宜減少食用含高脂肪的醬汁，例如椰汁、白汁、咖喱汁、沙律醬等，並避免用餸汁拌飯。
從容飲食	慢慢進食，不宜過急，進食速度過快不但會容易引致哽咽、令腸胃不適，還會不知不覺地進食過量。因此，宜減慢進食速度。
忌口飲食	懂得婉拒不健康的食物，當朋友或家人給予高熱量、高脂肪或高鹽分的食物時，不妨有禮貌地婉拒這些食物。

（資料來源：作者整理）

由於上了年紀，身體腸胃消化器官功能減弱、牙齒脫落，咀嚼能力下降，又每位老人所需求的營養不一，因此在長者飲食的調理，就必須考慮有（1）一般普通餐食（2）軟質餐食（3）剁碎餐食（4）

細碎餐食（5）流質餐食等五種，以符合各種不同情況老人的需求。這也是供餐給老人食用者，應有的基本理念與原則。高齡者因為活動量或運動量降低，以及腸胃蠕動情形減緩，食慾也就不好，往往所準備的食物，幾乎無法全部用盡。所以在準備老人食物時，必須考慮到飲用食物的種類、烹煮方式及質地類別等來因應以上機能衰退的困擾。除了以上的攝取份量之外，也應該特別重視質地的選擇。例如，主要食物的選取，應較多朝向粗糙化的食物為原則，儘量減採用精製之食品，以全麥、五穀類，取代白麵及白米，以混合式的同煮飯食取代單一飯食，選用高機能性之麵包或三明治，同時以不同的烹飪方式，達到易於老人吞嚥的食品供老人選擇食用。

第三節　影響高齡者的健康飲食

營養（Nutrition）指食物中包含的熱量及其他有利健康的成分。人以及多數動物攝入食物以獲得足夠的營養素；攝取食物後，經過消化、吸收、代謝，利用食物中身體需要的物質（養分或養料）以維持生命活動。通過適當的攝入營養可以免去很多疾病。

人體像一部機器，需要適當地保養，才能夠好用、耐用、因此給身體正常運作的食物該如何選擇就非常重要。老人營養的規劃與提供要比其他壯年、青年或孩童階段的營養攝取，來得困難與複雜。所以我們要針對老人的特殊需求，甚至於每一個個案的需求，提供適宜的飲食、熱量、營養素、和水分等，以符合老人每日生活中營養的需要。

表 2-6　影響健康的飲食

<table>
<tr><th>類別</th><th>種類</th><th colspan="3">內涵</th></tr>
<tr><td rowspan="4">食品種類</td><td rowspan="2">酸性食品</td><td rowspan="2">酸性食品不宜攝取過量。酸性食品主要來源為葷食與糖類，酸性在體內儲存過多會產生負擔。</td><td>葷食</td><td>畜（牛、羊、豬）、禽（雞、鴨、鵝）、魚、奶和蛋類。</td></tr>
<tr><td>糖類</td><td>糖果、加糖飲料。</td></tr>
<tr><td>化學物品</td><td colspan="3">飲食中殘留的化學藥品將對人體造成影響，如蔬菜或水果，農藥含量過度；如成長激素、抗生素、殺菌藥物。</td></tr>
<tr><td>食品添加</td><td colspan="3">為了避免食物腐敗，使用防腐劑（或食物穩定劑），為滿足視覺使用人工色素、雙氧水、二氧化硫、漂白劑、蘇打、硼砂等，為滿足味覺使用味素、焦糖、人工甘味，為滿足口感使用蘇打、嫩精等材料。</td></tr>
<tr><td rowspan="4">食品種類</td><td rowspan="4">過敏性食物</td><td rowspan="4">過敏食物包括：乳製品、蛋、麵粉、玉米、芝麻，其次以花材入菜（花粉也是過敏原、花卉噴灑農藥），現在只要抽血檢驗，就可以了解自己是否對食物過敏。</td><td>冰冷</td><td>冰冷的食品容易刺激咽喉、氣管和腸胃道，引起血管和肌肉的緊張而收縮，因而引起一些過敏反應。</td></tr>
<tr><td>油膩</td><td>吃油炸食物或魚肉，這些油膩及高油脂的食品容易妨礙腸胃消化能力，一旦腸胃功能失常，也是容易致發過敏。</td></tr>
<tr><td>辛辣</td><td>辛辣刺激的調味品，會散發有刺激性的氣味，容易刺激呼吸道和食道，也是容易致發過敏的發作。</td></tr>
<tr><td>蝦蟹</td><td>含有較高的異體蛋白質，很容易激發體內的過敏反應。</td></tr>
<tr><td rowspan="4">飲食習慣</td><td>狼吞虎嚥</td><td colspan="3">吃東西要細嚼慢嚥，未經牙齒細嚼與唾液的攪和，進入胃腸後，造成胃腸極大的負擔。</td></tr>
<tr><td>過重口味</td><td colspan="3">食物添加過鹹、過甜、過酸、辛辣、酒精、炸烤、醃燻、藥材、人工調味料等，除了破壞食物的原有營養，或有因無法全部分解或排泄，造成體內嚴重負擔，而逐漸釀成各種疾病的病原。</td></tr>
<tr><td>長期偏食</td><td colspan="3">以豆腐為例，含異黃酮（Isoflavone），許多人把它視為保健食品；含高嘌呤，對痛風病人和血尿酸濃度增高患者應慎食。</td></tr>
<tr><td>三餐不定</td><td colspan="3">人有一定的生理週期，如同時鐘般，三餐時間不定，最重要的早餐不吃，應該避免的夜間宵夜卻大量飲食，甚至酗酒，使內臟毫無休息時間；長期會造成人體內臟器官功能的降低，疾病容易入侵。</td></tr>
</table>

類別	種類	內涵
	急速加熱	目前市售食品包裝容器中,諸多有礙健康,如便當以塑膠(或保麗龍)裝置送進微波爐加熱,可能釋放出化學元素;如紙杯外表加蠟,熱水沖泡後蠟溶解於水,進肚子裡。其次很多已完成烹調食品,經冷凍後,再急速加熱,可能破壞原有的營養價值,或產生化學變化。

(資料來源:作者整理)

一、營養均衡

民眾常認為老人家應多吃蔬菜、少吃肉,但近年卻發現老人蛋白質攝取嚴重不足,容易導致肌少症,不僅易疲勞、四肢也無力,建議飲食應營養均衡,肉類、蛋白質都應適當補充。舉凡肉類、蛋豆類、蔬果、五穀根莖等,均應均衡攝取,可以多種類別份量少的方式攝取,除了可以增加飲食變化性,也可廣泛攝取多元營養素。

二、飲食適量

吃太飽對於高齡者而言是大忌,每餐的份量大約掌握在五分飽就好,但也因為在餐與餐中間若感到肌餓會容易疲倦,可準備一些果蔬、牛奶等小點心來調整。

三、質量均衡

可在中餐、晚餐前,先小憩三十分鐘不等,但時間也不宜過長,避免影響晚間睡眠。應該增加蛋白質及不同顏色食物之供給,來促進老人的健康。當然大部分蛋白質的含量,在動物類食品中是非常豐富,但是在提供老人餐飲時,最好能以魚肉、豆製品及優酪乳之類的食物,來取代高脂肉品的豬肉、牛肉等動物類蛋白質。同時也增加海藻、海帶的攝取，適量補充膠質豐富的海參、蹄筋等。在不同的顏色食物的提供方面，多加運用不同蔬菜的組合取代單一蔬菜，選擇顏色鮮豔的蔬菜水果，混合食用或打成蔬菜汁飲用。

四、充分咀嚼

透過正確的咀嚼，除了刺激唾液分泌幫助消化之外，咀嚼時帶動腦部的運動，減少退化的機會。應左右兩邊牙齒都要使用到，充分咀嚼後再吞下；此外，在吃飯時儘量少說話，以免形成脹氣、影響消化。

想要健康老化「飲食營養」扮演關鍵角色，但對銀髮族而言，營養與否的標準卻和一般成人有所差異，老人雖然選擇營養素密度高的食物來進食，但因攝食量不足，身體營養素仍入不敷出，導致衰弱的風險依然存在，老人家在飲食方面應「質」、「量」並重。健康促進活動是高層次的幸福完滿及自我實現，而非僅著重在減低危險或避免疾病的行為。諸如：老年人雖然注意體重控管，因味覺、嗅覺退化，牙齒也愈來愈咬不動，導致食慾下降，如何吃得營養才是首要難題，應從吃得太少的問題著手，避免減掉的都是最重要的肌肉量，雖然體重減輕卻變得更不健康。

第四節　高齡者健康飲食的原則

老年人因為疾病、咀嚼能力衰退及營養素代謝問題，導致攝取營養不易，影響老人身體的健康。因此，因應老人健康促進，營養餐食之供給，就成為長者健康促進的重要課題。Rowe & Kahn（1997, 1998）定義成功老化為具有能力維持以下三個關鍵的行為或特性：疾病或失能的低風險、心智與身體的高功能、以及對老年生活的積極承諾，三者交集俱皆達成時即為最成功的老化狀況。成功老化（Successful aging）避免疾病（Avoiding disease）生活積極承諾（Engagement with life）維持高認知與身體功能（Maintaining high cognitive and physical function）這是成功老化三元素當中的最基本也較容易達到的層次。避免疾病或失能不只是沒有疾病本身，也應該儘量減低罹病的風險。許多疾病風險是可避免的，例如：經由飲食與運動來降低血壓、血糖、體重或膽固醇。而較難預防的疾病，則可藉由醫療方式來降低失能與疾病的不適，例如關節炎可經由人工關節置換來改善生活品質。

台灣高齡化人口與日俱增，為達到提升老人健康，並延緩老化疾病、衰退及健康促進等目的，老人營養飲食問題是不可忽視的課題。Green and Kreuter（1991）定義健康促進活動是包括結合教育、組織、經濟及環境上的支持而對健康有所助益的行為，相關因素可以分為三部分：身體活動、營養狀態與社會支持。高齡者的基礎代謝變慢，基礎代謝會隨年歲的增長而減低，約每十年減低百分之二十，可能是高齡者非脂肪組織的減少所致，高齡者對熱量的需求也較年輕人少。同時於身體組成上，高齡者身體非脂肪結構（主要為蛋白質和水）減少，脂肪的比例增加。而非脂訪部分主要為肌肉，長期缺乏運動會使肌肉萎縮。因此規律運動及良好飲食是很重要。同時消化系統呈現明顯變化：

1. 牙齒：

   因蛀牙及牙周病並會發生掉牙。缺牙或不當假牙影響到食物攝取，偏向澱粉質之軟食，且咀嚼不夠會令往後難以消化完全。定期找牙醫師診治保護。

2. 舌（味覺）：

高齡者多數喪失相當比例的味蕾。味覺在 74-80 歲時降低 80%，酸甜鹹辣四味中對鹹的味覺並無降低，酸甜辣則降低許多，抽菸者比不抽菸更嚴重。缺乏鋅亦使味覺降低。

3. 胃：

人到中年，有時由於胃細胞委縮使胃酸分泌及酸度減少，影響鈣、鐵質吸收。胃細胞萎縮也會使幫助吸收維生素 B12 的內因子產製受影響，間接導致 B12 缺乏症。

4. 腸：

大腸、小腸張力減少，運動性較低，造成慢性便秘。預防是每天飲用 8-10 杯水，並食用富含纖維質食品。

人到老年，身體各器官功能逐漸衰弱，牙齒開始脫落，消化及吸收力也慢慢減退，胃口自然大不如前。在食量縮小的情況下保證飲食品質，可以遵循以下原則：

表 2-7　高齡者健康飲食的原則

原則	內涵
數量少一點	老年人每日唾液的分泌量是年輕人的三分之一，胃液的分泌量也下降為年輕時的五分之一，因而稍一吃多，就會肚子脹、不消化。所以，老人每一餐的進食量應比年輕時減少百分之十左右，同時要保證少食多餐。老年人攝取油脂要以植物油為主，避免肥肉、動物油脂，而且也要少用油炸的方式烹調食物。
品質好一點	蛋白質對維持老年人機體正常代謝，增強機體抵抗力有重要作用。一般老人，每公斤體重需要 1 克蛋白質，應以魚類、禽類、蛋類、牛奶、大豆等優質蛋白質來源為主。多選含低脂肪的瘦肉、魚、去皮雞肉、豆腐等。儘量避免含高脂肪，尤其含高飽和脂肪的肉類，例如腩肉、午餐肉、腸仔、雞腳等，或經油炸的豆類製品如豆包等。

原則	內涵
蔬菜多一點	多進食含較高水溶性纖維素的食物，有助降低「低密度脂蛋白膽固醇」俗稱「壞膽固醇」，預防心臟病。多吃蔬菜對保護心血管和防癌很有好處，老人每天都應吃不少於 250 克的蔬菜。含較高水溶性纖維素的食物包括水果、蔬菜，還有全穀麥類食物如麥麩；乾豆類如黃豆、紅豆等。由於果汁所含的纖維素甚低，因此不可視作代替品。
菜要淡一點	老年人的味覺功能有所減退，常常是食而無味，總喜歡吃味重的食物來增強食欲，這樣無意中就增加了鹽的攝入量。鹽吃多了會加重腎負擔，可能降低口腔黏膜的屏障作用，增加感冒病毒在上呼吸道生存和擴散的幾率。因此，老人每天食鹽的攝入量應控制在五克左右，同時要少吃醬肉和其他鹹食。
品種雜一點	要葷素兼顧，粗細搭配，品種越雜越好。每天主副食品（不包括調味料不應少於十樣。飯菜香一點。這裏説的香，不是指多用鹽、味精等調味料，而是適當往菜裏多加些蔥、薑等調料。人的五官是相通的，可以用嗅覺來彌補味覺上的缺失。聞著香噴噴的飯菜，老人一定能胃口大開。
食物熱一點	生冷食物多性寒，吃多了會影響脾胃消化吸收，甚至造成損傷。因此，老年人要儘量避免生冷食物，尤其在嚴冬更要注意。
米飯稀一點	把飯做成粥，不但軟硬適口、容易消化，而且多具有健脾養胃、生津潤燥的效果，對益壽延年有益。但老人不能因此而頓頓喝粥。畢竟粥以水為主，「乾貨」極少。在胃容量相同的情況下，同體積的粥在營養上和饅頭、米飯相差很多，長此以往，可能會營養不良。
飲食慢一點	細嚼慢嚥易產生飽脹感，防止吃得過多，可使食物消化更好。多選含高纖維素的食物，如全穀麥、乾豆、蔬菜、水果等；也可多選些含有高纖維素的食物作配菜，例如冬菇、雲耳、甘筍等。
調味淡一點	宜減少點選經醃製的肉類和配菜，如臘味、鹹魚、鹹蛋、榨菜、雪菜、梅菜等。此外，不宜多選以高鹽分調味料烹調的食物，如椒鹽鮮魷、豉椒排骨等；多點選以薑、葱、蒜、洋葱等天然調味料烹調的食物。
早餐好一點	早餐應占全天總熱量的百分之三十至四十，品質及營養價值要高一些、精一些，但不宜吃油膩、煎炸以及刺激性大的食物。蔬菜及水果含豐富的維生素、礦物質、抗氧化物、植物化合物及纖維素。可多選擇不同顏色和種類的蔬菜如菜心、紅蘿蔔等及水果如橙、奇異果、香蕉等以增加食慾。

原則	內涵
晚餐早一點	「胃不和，夜不安」，晚餐吃得太晚，不僅影響睡眠、囤積熱量，而且容易引起尿路結石。人體排鈣高峰期是在進餐後的四至五小時，如果晚餐吃得過晚或經常宵夜，那排鈣高峰到來時，老人可能已經上床睡覺了。老人的晚餐最佳時間應在下午六至七點，而且不吃或少吃宵夜。
飲品減一點	一般的甜品含較多糖分和熱量，只宜淺嘗，可多選吃新鮮水果作為甜品。飲品方面，宜多選清茶、清水、或少量純果汁，以代替汽水、啤酒、加糖果汁等含高糖分和高熱量的飲品。

（資料來源：作者整理）

水分的攝取也是一件重要的事，老人若不喜喝水，也應該從其他飲食來補充，例如果汁、優酪乳、鮮奶、飲料或豆漿、米漿、菜湯類等，以避免便秘或泌尿道感染的困擾。另外，非醫療性因素所必須考量的老人食物供給方式，例如少量多餐，一般餐食、剁碎食物、軟質食物、細碎食物、流質食物或管灌食物等。醫療科技的進步，讓老化機轉愈來愈有助於滋長和修補。提供恰當的營養，對於上了年紀的老人是非常重要。因為老化的因素，老人身體各種器官的功能，在營養吸收方面多多會受到某一程度的影響，而導致老人經常發生營養不良的問題。老人牙齒脫落，導致咀嚼能力下降、吞嚥情況不佳、腸胃的消化能力減弱等，這一連串的因素也影響了老人營養素代謝的問題。所以在選擇老人食物的工作上就需要更加注意；例如油脂低、熱量、纖維多、營養價值高的食物是較佳選用的原則。

結語

人類須賴飲食以維持生存，良好飲食可以促進健康。英文有句話：「You are what you eat.」意思是：「你吃什麼就是什麼。」吃健康的食物，你就是健康的人。在飲食上節制，健康就可以維繫，強調適合自己身體所需（食物的屬性與自己的體質配合），避免過量與食物間的相剋；並且在心境平穩之際進食。老年人的味覺與嗅覺的敏感程度明顯逐漸的下降，品嚐食物變得較為遲鈍，口味也常常產生改變，所以導致日常生活中選擇飲食時，喜較重口味或懷舊的食物（如要較鹹一點的、要甜一點的、要酸一點的、要辣一點的、要油一點的……。）另外明顯變化的是牙齒的咀嚼功能衰退，與唾液分泌的減，影響對食物吞嚥功能的下降。

經由教育指導過程中實施生活教育、營養教育、衛生教育、安全教育及環保教育，輔導長者建立正確的飲食知識，進而建立健康飲食的習慣與行為，同時將此觀念推廣到家庭與社區，營造健康的飲食文化。

第三章　高齡者的健康衣著

前言

我國正步入高齡社會，在這樣的發展趨勢下，「銀髮族」就成了現今最炙手可熱的新興消費族群。許多銀髮族的相關產業也逐漸嶄露頭角，成為新世代的商機。隨著年齡增長，長者落入失能狀態的風險也會逐漸增高，從公共衛生三段五級的觀念來看，要避免落入失能，最佳的方法就是積極維持身心靈的健康狀態。因此，基於事先預防優於事後補救的概念，期待能夠透過政策引導，讓我國老人活得更健康、更幸福。因此，高齡者食、衣、住、行、育、樂層面的照顧與安養需求，成為必須特別關注的重要課題。

老人服飾除了一般日常衣物外，年長者易臥病於床的狀況也要成為設計的另外一項重點。「行動不便或是長期臥床者所需要的服飾需要具備易脫、易穿、易扣的特性。」其特性除病患穿脫便利，最重要的是協助患者家屬與照護人員減輕負擔，諸如：臥床者經常有自身衣扣阻礙血管通行的情況，當能設計出「軟性扣」以不壓迫為最主要特性，將能嘉惠長者舒適的穿著。

第一節　高齡者健康衣飾的意涵

老年人不但應提倡注意穿著，還應提倡穿好。講究服裝美可以使老年人煥發青春，顯得生氣勃勃。這樣不僅能給別人帶來美的享受，而且還會提高老年人在一切交往活動中的自信和勇氣。根據老年人的特點選擇合適的衣服，對健康長壽是大有益處的。那麼，老年人的穿著有什麼具體要求呢?概括起來說，就是要具有實用、舒適、整潔和美觀這四個特點。服飾用品包含衣服與配飾，指衣裳的式樣和裝飾，包括衣服及飾品，如衣服上的圖案、有小花或其他圖案作為裝飾；飾品則如耳環、帽子、圍巾、別針、項鍊等。人類非若動物之直接依賴物質環境以維持其生存。世界性之分工，使人類與其物質環境的關係，因他人之種種發明而大加改善。服飾文化普存於人類社會，是因為其提供了如下的功能：

表 3-1　服飾文化的功能

特性	內涵
社會區別的標誌	作為辨別各民族的一個根據，比地域與政治的疆界及所謂民族特徵更為合乎現實。
價值能更有系統	它集合、包含、及解釋一個社會的價值多少成為有系統的。經由文化，人們發現社會與個人生活的意義和目的。個人了解文化愈徹底，他愈明白它是生活計畫的一個總體。在文化中及經由文化意義與價值乃成為整合的東西。
社會團結的基礎	它鼓勵對同僚與社會一般地忠心及熱誠，愛國心的表現在事實上至少是對本國文化特點的一種欣賞。
社會結構的藍圖	它使社會行為系統化，使個人參與社會不必時常重新學習和發明做事的方法。文化將個人與團體所有各部分的行為變成有關係的和協調的。
模塑社會性人格	一社會中各個人雖有各種獨特的差異，但在其人格上也有個人不能逃避的一種文化標記。個人雖有選擇和適應的能力，但他的社會人格大半是文化的產物。

（資料來源：作者整理）

隨著閱歷的增加和事業的發展，老年人具備了特有的氣質和風度，所以中老年服裝既要注重大方，又要在款式、材料、色彩、工藝等方面與年齡、職業、體態相適應。得體的、有品質感的服裝能提升中老年人的自信，對別人也是一種尊重。服飾之美指藉由服飾的質料、款式、裁剪、色彩、線條等，表現出穿著者本人和周圍人們的審美習慣、審美標準和審美理念等。透過對服飾的認識，進而培養兼容並蓄的人文素養。

當今醫藥發達，人們又重視養生，使得壽命增長，相對的老年人口不斷增加，老人安養問題油然而生。年長者體溫與壯年時期有明顯的變化，身體對體溫的調節範圍，本就狹窄，但隨年齡老化而變差。老年人置於低溫環境極易體溫過低，置於高溫環境則易罹患中暑。所以上了年紀的人衣著應適當、住處和工作場所應有溫度調節。濕熱之季節要有冷氣設備。上了年紀的老人，身軀的體型大部分就會有明顯的變化。例如身高因為脊椎漸彎的關係，有變為越來越矮小的情形。肌肉也隨著年紀的增加，越來越鬆弛。皮膚也變得越薄、脆弱、乾燥，排汗功能差，特別在冬天更嚴重。如果沒有慎選布料，不但穿著不舒適，反之會造成皮膚的疾病。由於活動、運動與勞動日趨減，所以老人在選擇衣服的穿著時，除了選擇合體舒適的衣服款式外，更要講究的是應該選擇對身體健康有利的服飾。

由於臺灣人口平均壽命延長、伴隨生育率下降、老化指數速度相對加快，衝擊著我國未來的社會環境結構。面對超高齡社會即將來臨，如何使老化成為人生正面的經驗，讓高齡者同時具備持續健康、社會參與及安全的生活，是促進高齡者生活品質的最佳方法。由於老人的生理衰弱行動比較緩慢，肢體的靈活度，也較為僵硬，觸覺、痛覺、溫度覺、位置覺、震動覺也隨著年齡的增長而降低敏感度。一般說來，老年人體質要比年輕人弱些，動作遲緩些，心肺功能也相應較孱弱，常會有心臟不適、氣急等現象出現。

因此，穿著不能對其身體產生束縛，而應力求選擇寬鬆舒適、柔軟輕便、利於活動的服裝。在選擇衣物也要應力求柔軟、輕便、透氣，不要太過於緊身的衣服，要穿著比較寬鬆的衣服，易於老人走動的方便，甚至急救時的便利。織品係指由天然或人造纖維製成之紗、絲、線，或再以梭織、針織、編結、縮絨、撚結、網結或非織（不織布）等方法織製而成之產品。舉凡一般所見之衣物；家庭用品如窗簾、抹布；生活用品如雨傘、除塵布；醫療衛生用品，如繃帶、尿布，都屬於織品的範圍。織品的構成包含織品纖維的種類（質料）與組成方式（織法）。織品纖維的種類如下：

表 3-2　織品纖維的種類

類別	內容		
純質織品	天然纖維	植物纖維	棉纖維、麻纖維。
		動物纖維	絲纖維、毛纖維。
	人造纖維	再生纖維	嫘縈。
		合成纖維	聚醯胺纖維、聚酯纖維與亞克力纖維。
混紡織品	為降低成本或擷取各種纖維優良特性，而由二種或二種以上纖維織造成的織品就稱之為「混紡」織品。		
新科技織品	由於紡織科技產業技術提升，為改進純質纖維的缺點，或增強織品的功能性，利用新的織品製造技術或布料加工技術製成的織品，如天絲棉（Tencel）、萊卡（Lycra）等。		

（資料來源：作者整理）

考慮到老年人的特點，服裝要凸顯老年人的端莊大方，有助發揮年長者的氣質和風度，體現一種成熟美。老年人的服裝最好簡約、合身一些，以充分體現莊重、穩健。老年服務市場和老年產業的開發已經納入企業的視野，為各國政府所重視。總體而言，「銀髮市場」不僅涉及適合老年人的衣、食、住、行、康復保健，還包括老年人學習、休閒、理財和保險等等。隨著老年消費者在社會消費中比例的不斷提高，企業、專業服務都已注意根據他們的特殊需求，為他們提供稱心如意的服務和產品，甚至在每種產品的通用設計中，還要考慮到「銀髮族」的特殊需求，這一趨勢帶來了眾多新的商機。

一九八六年，世界衛生組織（WHO）在加拿大渥太華（Ottawa）舉辦第一屆健康促進國際會議，制定了《渥太華憲章》，認為「健康促進」是「使人們能夠強化其掌控並增進自身健康的過程」。高齡者因為缺少活動所造成的身體機能退化，對身體活動能力的影響勝於自然老化，進而影響晚年的生活品質。老人服飾不再落「俗」套舒適、流行穿著走！銀髮族也能穿著流行展現自信！改變你對老人服飾的刻版印象！人口迅速老化，老年人口急速增多，但專門進行老年族群衣著的設計者相對薄弱，導致老人服飾的市場形成需求大供給少的狀況，因此需深入分析市場，並有效地經營專為老人設計的服飾。以銀髮族服飾來說，現在已有越來越多銀髮族懂得追求時尚感，懂得打扮與保養，展現個人獨特風格，也讓世人知曉銀髮族服飾不容小看的潛在商機。

第二節　高齡者健康衣飾的重要

隨著經濟發展和社會進步、人文理念的提升，人們對於服飾越來越重視其所代表的文化特徵，越來越重視其文化底蘊。在西方，文藝復興之後，大倡人性解放、人性自由、個性解放，追求人本主義，對人的穿著不再刁難、苛責，於是服飾便越來越開放，講求性感的多種表現形式。現代人的服飾觀是什麼呢？可以概括為以下九個方面：

表 3-3　現代人的服飾觀

特性	內涵
性感	性感就是通過服飾的特別設計暗示或強化人體的某一部分，將人們的注意力或想像力集中於人體的某一部分而產生的對於異性魅力的觀感，它要求服裝突出對於異性的關注力，並引為服飾審美鑑賞的重要尺度。
時尚	時尚服飾，強調的是款式、顏色、色調、面料、加工工藝等等，代表服飾的發展、前進方向，具有濃重的時代氣息、時代特徵，為人們所推崇、嚮往和追求。
適切	隨著人們生活品質的提高，對於服飾的功能要求，越來越細化、具體化，要求服飾能夠適應自己變動的不同環境要求，即在居家生活、休閒逛街、社交禮儀、公場活動、體育運動時，各有相應的服飾相配。
個性	現代人的服飾表現觀，就是要求服飾能夠盡顯個人的風格、風采、氣質。表現在款式、顏色、色調和價位上，有個人文化取向、偏愛、審美情趣的不同。
實用	與社會經濟生活的要求一致，人們對於服飾產品的品質，由耐用型、技術型進到實用審美型，由一般功能型進入特殊功能型，不再追求經久耐用，而要求適應一次性需要、季節性需要、功能性特殊需要。
品位	現代人看服飾，重視的是精神追求的文化滿足程度。因此，產地的名譽效應，以及名廠商、名設計師所能揭示和挖掘的文化觀、價值觀成為首要的追逐目標。
價位	現代人對於服飾的著眼點不是價格的高低，而在於尋求其滿足自己工作、學習、生活的功能性特殊需要的程度，不再把價格的高低放在購買的首選地位，服飾滿足自己特定的實用審美需要。
服務	現代消費，引導消費和指導消費並存，根源於產品的知識性和以人為本的行銷宗旨。所以，商品購買、消費離不開服務跟蹤，消費者已經把售前、售中、售後服務，列入商品購買、消費的整體概念之中。
品牌	品牌服飾把消費者上述觀念，集中在自己的品牌旗下。也就是說，品牌服飾廠商正是根據現代人的上述理念來包容、塑造其品牌特徵。所以，到品牌服裝店去購買品牌服飾就成為消費者的選擇。

（資料來源：作者整理）

Green & Kreuter（1999）提出，健康促進是有計畫的結合教育、政治、法律和組織支持，為促成個人、團體和社區具有健康之生活狀況所採取的策略或行動。老年人因身體機能自然退化，往往造成身體活動能力的大幅滑落；由於銀髮族生理方面的退化，「銀髮市場」因而也正在形成新的行業標準、專業分類、規模生產、行銷方式和交易市場。老年人服裝款式要簡潔、質樸，可根據身材的高矮、胖瘦，臉型的長圓、尖方，脖的粗細、長短等特點來選擇服裝。著裝應力求大方、簡單、高雅，服裝款式不宜太複雜、煩瑣，太累贅的款式反而會增添邋遢、精神不濟的感覺。

除了成熟與穩健之外，有的老年人的生活其實與年輕人無異，同樣充滿著激情與活力，注重時尚和現代感。時尚並不是年輕人的專利，老年人穿衣得當，加上髮型、妝容的搭配，同樣可以秀出自己的風格。老年人穿著不能邋遢，服飾一定要整潔乾淨。同時還應注意一些裝飾物的搭配，如絲巾、手套、帽子等，既能一定程度上達到美觀的效果，又能保暖。在選購服飾上又增加一些難度，其中以視覺、觸覺及運動覺等方面做說明。視覺退化的主要原因是因為「控制眼球肌肉力量減弱以及水晶體變成不透明狀且失去彈性不易改變形狀」所致。因此在選購服飾上較有可能需要他人協助挑選。再者，觸覺方面，由於皮膚感受到的接觸覺、痛覺、壓覺、溫度覺、本體覺及動作覺會隨著年紀增加而逐漸失去敏感度，因此在感受衣服質料方面的感受度較差以及某些穿脫衣服方面的精細動作退化，如：拉拉鍊、扣扣子，所以為銀髮族選購服飾時，可選擇較大的鈕扣或有綴飾的拉鍊的服飾，方便銀髮族穿脫。最後，平衡覺方面由於前庭系統功能下降，再加上運動覺的退化，跌倒的機率就增加了，因此幫銀髮族穿脫衣服時，可在一旁協助或擺放椅子，以避免銀髮族跌倒受傷。由於銀髮族心理方面的變化，許多銀髮族可能會因為某些因素，如：身體功能的下降進而影響了心裡層面對於服飾的選擇，例如：顏色、樣式等、與生命中的重要他人死別的機率增加…等各種因素，又或者因為銀髮族個性上的差異而選擇的不同服飾，因此為銀髮族挑選服飾時，因儘量配合他們的想法。

老年人具有不同於青年人、中年人的消費特點，主要是由於老年人的生理和心理變化引起的。一方面，隨著年齡的增大，人體生理機制發生了較大的改變，如身體自動調節功能和免疫力下降，知覺衰退，消化器官功能減退，視力、聽力減弱，身體的運動速度和協調功能減退等，從而形成了老年人在衣、食、住、行等幾方面的顯著特點。例如：冬季的時候，老人為保暖，喜歡穿高領毛衣、保暖內衣等。要注意的是領口不能太緊，它可能會影響頸椎的正常活動，還會使頸部血管受到壓迫，使輸送到大腦和眼部的血液減少，引發腦部供血不足。衣領過緊還可壓迫頸動脈竇壓力感受器，進而透過神經反射，引起心動過緩，甚至暫停、血壓下降、腦部供血減少、頭暈乏力，尤其對於患有心血管疾病的老年人來說，領口過緊會加重心臟負擔，容易誘發心血管疾病，嚴重者還可出現休克。

老年服裝的造型要舒適，大方、高雅。在選擇面料、色彩、款式時，既要考慮到老年人的年齡特徵，使之與老年人氣質相符，又要考慮到老年人的膚色、喜好以及所穿著的場合。經過不斷嘗試，每個老年人都能找到適合自己的服裝風格。

社會於應對高齡社會時老年人市場仍然缺少活力，既有的產品不能適應老年人的需求。一般企業仍以傳統眼光看待高齡消費者，缺少有效地回應，不能掌握長者人的真正需求。如老年人在購買服裝時不僅可選擇餘地小，而且服裝老套、款式呆板、顏色單調，缺少美感。就服飾消費實況，市場上的老年服裝都是按標準尺碼生產的，體型特殊的老年人就難以如願；上衣最常見的款式多是西裝，而老年人多半胸口和胃部怕受涼，為此許多老年人選擇夾克衫，但夾克衫下擺和袖口收得太緊令老年人感覺不便，不適合長者需求。老年人穿衣首重好穿、舒適、健康、安全，特別著重機能性與功能性的運用，若能綜合考慮服裝的款式、顏色的搭配、面料的質地和本人的體型，截長補短，也能穿出自己的風格。考慮到經濟負擔及實用性，純棉衣物的舒適感、透氣及吸汗是其他材質難以取代的，既便宜又好洗，也能保養得宜，更不容易引起皮膚過敏，可延長衣物的使用性，對老年人最合適也因為這種棉質衣物對人的皮膚無刺激，既保暖又柔和，還不會影響到老年人全身氣血的流暢和手足的活動。況且，講究服裝美學可使老年人煥發青春，顯得生氣勃勃，不僅能給別人帶來美的感受，還會提高老年人在交往活動中的自信和勇氣。亮麗的衣服對老年人身心健康有利，心理學家認為，老年人也要注意衣著和外貌的修飾，改善自己的形象，使自己裝扮年輕，這樣無論在生理上，還是在心理上都會給自己帶來好處，有利於老年人的身心健康。

高齡者整體身體機能都老化衰退，雖然不見得達到「障礙」的程度，但這種機能衰退是以全面、持續的方式進行著，且高齡者適應新環境的能力也較弱。衣著有保暖防寒的作用。老年人對外界環境的適應能力較差，許多老年人既怕冷又畏熱。因此，冬裝求保暖，夏衣能消暑，就顯得尤其重要，這是老年人在穿著上首先要考慮的問題。

穿衣方面，高齡者對於精細動作如扣釦子、拉拉鍊、繫鞋帶、繫皮帶等都比較難以應付，因此購買衣物時可選擇直接套上或兩面皆可穿的衣服。若高齡者無法順利扣釦子、拉拉鍊，可以利用各種改良式方便穿脫的衣物、鞋子、扣鈕扣器、穿襪輔助器、拉鍊輔助器等，來協助其穿衣。

年長者的服飾除了平常的日常衣物外，年紀較大的長者常臥病在床上，因此需要為長者設計不同的衣物。行動不便或是長期臥床者所需要的服飾需要具備易脫、易穿、易釦的特性。至於特性是要讓病患穿脫便利，最主要是要讓照顧他的人減少負擔，臥床者經常因為自己身上的鈕扣太緊導致血管流通的狀況，因此推行一款「軟性扣」以舒服作為考量。老人服飾必須兼具有讓身體體溫平衡的保暖性、不要讓長者一直悶在衣服內的透氣性，有些衣物或褲子穿起來太大可能會影響長者的行動，因此需要安全性，另外，顏色也會影響長者的心情，所以也需要配合長者的心理性，這些都要具備。

第三節　高齡者健康衣飾的需求

健康生活是在鼓勵人們增進個人的健康，而高齡者健康促進可藉著提升高齡者的健康知能及自我照顧來達成降低罹病率及促進其生活安適的功效。對即將到來的高齡社會而言，面臨人口快速老化、家庭與生活型態改變、社會價值變遷的問題與挑戰，必須有更前瞻整體的政策規劃，以滿足高齡者對健康照顧、長期照顧、基本生活、支持網絡、人力再運用、運動休閒及消費、無障礙生活及破除歧視等的多元需求，期待讓長者均能享有健康快樂有尊嚴的老年生活。延長國人健康年數、減少失能老人人口是當前高齡政策核心主軸，以建構「健康、幸福、活力、友善」高齡社會新圖像為願景。

現今專為年輕人設計的流行服飾占市場的多數，但卻沒有一套屬於老人既可穿得舒服又能展現流行的服飾，因此老人服飾市場的缺乏需要被高度注意與改善。然而，老人服飾與年輕人服飾的差別在於前者需考慮老人對衣物品質的高要求，一旦身體開始老化後，血管收縮反應、血壓、汗腺與皮脂分泌力的退化隨之而來，因此在衣服的選擇上更需以天然材質為主要挑選原則，天然質地的衣物不僅可以調節年長者逐漸退化的體溫機能，又不容易產生刺激現象。

由於退休，老年人沒有工作壓力，有較長的餘暇時間，在情感上處於孤獨之中，老年人的收入隨著經濟和社會保障的發展，老年人群的結構正在發生變化，有穩定收入、有一定積蓄、無負擔的老年人比例越來越大，老年人的購買力不斷增強。衣服每天穿在身上，就像與身體親密接觸的朋友，不僅要穿的好看，還要舒適、保暖，尤其是老年人的皮膚薄，對外在溫度調節能力變差，在質料選擇上，老年人通常會先考慮是否為透氣、耐穿、柔軟且具有彈性的材質，會影響皮膚呼吸，也會使衣服不透氣。而在秋冬季節更嚴重，冬季天氣寒冷，常常會使自己的皮膚過敏，如果質料選擇不慎，很容易引起皮膚乾燥、搔癢等。不僅如此，老人應改穿棉質的衣服，也儘量避免穿毛衣，常會引起靜電，尤其是患有心血管系統病變的老人更應注意，靜電常會使病情加重或誘發心律失常，還有化學纖維跟尼龍衣，應為較不透氣也不容易排汗。長期臥床者若要換衣服也是一樣大工程，能不能有更友善的穿脫方式？中風患者自己只能單手穿衣，如何扣鈕扣？可不可以用粘的?是照護者及高齡者的福音。高品質純棉面料，手感柔軟舒適，側邊可任意開口及使用便利扣設計，讓護理者方便病患上下穿脫擦洗身體更方便，讓身體清爽舒適。

上了年紀的老年人，各種身體組織功能容易改變，甚至是疾病因素，導致肢體活動不便等原因。老人在選擇服裝方面，要考慮使用拉鏈或布繩比使用鈕扣更方便。穿衣方面，高齡者對於精細動作如扣釦子、拉拉鍊、繫鞋帶、繫皮帶等都比較難以應付，因此購買衣物時可選擇直接套上或兩面皆可穿的衣服。若高齡者無法順利扣釦子、拉拉鍊，可以利用各種改良式方便穿脫的衣物、鞋子、扣鈕扣器、穿襪輔助器、拉鍊輔助器等，來協助其穿衣。除非是冬天寒冷的季節，否則儘量不要選擇高領的襯衫，讓容易流汗的脖子保持清爽，也比較不會使經常活動的脖子皮膚產生過敏的現象。在選擇領子方面，最好是選擇圓領的襯衫。

另外，不要選擇太厚重的衣服，使老年人走起路來很吃力，不但不方便甚至容易跌倒。在老人安養機構的長者，在提供衣服布料方面，要儘量避免靜電，因為靜電會影響病情的加重或誘發心律失常。還有若患有失智症、中風、巴金森氏症及身軀僵硬者，在穿脫衣服的工作，必須依賴照顧服務人員的幫忙，所以，老人穿著衣服也要較為寬大。我們除了要特別注意冷熱，依氣溫調節衣服的多、輕薄、透氣之外，更要考慮這種疾病的長者，大部分的時間是躺臥在床上，較多的時間坐在輪椅上，必須由照顧服務人員協助翻身或協助上下輪椅，在穿著衣物更需要考慮柔軟度與堅固性。腰帶束得太緊，勒著腰部的骨骼和肌肉，容易引起血液迴旋障礙，導致腰椎局部長期缺血缺氧，還易發生腰椎損傷、腰痛、下肢疼痛、痲木、浮腫，另外還影響胃腸道正常蠕動，日久會產生消化不良、食慾不振、便秘等。如果患有失能症的老人，在衣服的選擇上，請儘量避免使用拉鏈材料或太硬的鈕扣材料，才不會使得老人的皮肉受傷。有時臥床或乘坐輪椅的老人，在穿、套衣服時，會有反穿或反套的情況，而且長時間躺臥，繩結不應太大或太硬，以防壓傷老人的皮肉及躺臥時的不舒服。

第四節　高齡者健康衣飾的設計

老人在穿著衣物的探討上，應考慮到老人穿著衣服的舒適感、穿脫的方便性及色彩的選擇，讓每天與身體最貼身的衣服，不致成為一種障礙，而是穿出方便、舒服與好心情。老人服飾必須兼具保暖性、透氣性、安全性、舒適性及心理性，而「心理性」的考慮來自年長者遵循傳統，因此不著黑色服飾以避諱死亡，白色則為容易沾染髒汙；衣物質料應以天然植物性與動物性為主，天然植物多以棉、麻、種子纖維等非塑化衣料，動物性則以蠶絲羊毛等柔軟不刺激質地。老人服飾設計通常多藏數個暗袋，以滿足年長者存放私房錢的心理，由此可知，老人衣著應不單就衣料與造型為重，也必須由老年人的心理層面作為設計的出發點。

縱觀世界市場，老年市場的容量也在日益增大，前景非常廣闊。因此企業應及時把握市場動向，深入研究老年人市場，開發出能最大程度地滿足他們要求的各種產品，積極開拓銀髮市場，在為老年人服務、實現社會效益的同時，獲得良好的效益。如何選擇適合銀髮族，又能同時兼具舒適保暖及安全的服飾，特別是接近秋冬兩季，由於早晚溫差大，銀髮族服飾的選擇就更顯重要了。在服飾上我們可以選擇袖子與衣服的連接處特別加大的衣服，如此一來不僅方便穿脫，另外也可選擇附有背後反光貼布的服飾，這樣也能提高外出時的安全性，不易發生意外。

在銀髮族服飾的選擇上，只要發揮一些巧思，就能讓銀髮族外出時穿的既舒適又安全。諸如：從體貼高齡者因肩膀關節退化無法舉高雙手開始，利用魔鬼氈方便穿脫、免去鈕扣與拉鍊拉合動作等優點設計開襟式服裝。

一、老人衣著材質面

老人因身體組織結構老化，生理功能衰退，皮膚鬆弛，防禦功能也跟著下降，再加上外在紫外線及環境污染的累積傷害、身體內部器官病變、活動力減退等因素，因此在服裝穿著上要適時考慮各個層面，以促進生活安全、生活舒適、及衛生保健。老年人服裝的面料要以柔軟、輕為宜，宜選純棉、純毛、純絲、純麻製品。

在衣著材質方面適時加以選擇與應用。材質種類相當多的類別，一般分為有：

1. 植物纖維材質：
   棉、麻、瓊麻、椰子纖維、稻草、麥桿……。
2. 動物纖維材質：
   羊毛、馬毛、馬海毛、蠶絲或兔毛。
3. 人造纖維材質：
   科技的發達廣泛多到不勝枚舉，如金屬纖維、玻璃纖維、蛋白質纖維。

二、老人衣著設計面

對於正常的老年人、失智者、失能者，老年人行動較遲緩，手臂舉高或往後伸展有時較不易，服飾應著重在功能及機能上的運用與設計，以達易穿易脫為目的。

1. 一般高齡者正常的老年人以及失智者：
   如果是使用鈕扣，鈕扣的尺寸要大一點的尺寸，不宜太精巧或太小的鈕扣，而且鈕扣用的衣孔在不會自行脫落的情況下要儘量寬一點，讓老人在上下鈕扣時較為方便。以免因為手指靈巧度遲鈍，帶來穿脫衣服的不方便。上衣可採用開前門襟式，採左右母子釦或黏扣帶式抑或採前開式拉鍊，至於套頭式上衣除非具有良好的彈性，否則會讓正常老年人感到困擾的。而失智者必須靠身邊人為其服務穿著，更須採便利式服裝為原則。

2. 一般高齡者正常的老年人以及失智者：

褲裝、裙裝則儘量採用褲頭（腰頭）為鬆緊帶設計或左側邊口袋為活動式的黏扣帶式設計，如果使用前中拉鍊式，拉鍊頭可用自動上鎖式以免滑落而曝光。至於裙裝前中可採用開鈕洞＋鈕扣式／抑或採母子釦的方式，有公釦與母釦組合、上下採黏扣帶式（魔鬼沾），或用如同夾克式拉鍊，都是便於使用易於穿脫的方式。

3. 特別針對老年人失能者的設計如坐輪椅者或手持枴杖者、臥床傷患者等：

設計面直接針對不便的部位進行服飾的靈活改創，如坐輪椅者上裝著重在後面背部剪裁；手部無法自行穿衣者，則採用將袖子拆開並應用夾克式拉鍊、黏扣帶或母子釦等副料進行解剝與組合；褲裝則重點放在後片臀部及腰圍的剪裁，使坐在輪椅時，其外觀仍與一般外出裝扮一樣；至於裙裝可採用覆蓋式，將裙子後片切掉不必要的部分，免除穿著困難。另外，針對手持拐杖者、臥床傷患者的服飾則是千變萬化，可以針對不方便處進行版型切割，並作改創，完高齡時尚，兼具功能與美學。

4. 許多老年人由於年輕時工作繁重，運動量不足，或是飲食控制不當等原因，會有駝背、凸肚等情況，體型保持得不太好，這時就要注意「揚長避短」了。如背部微駝、雙肩前傾的中老年人，應穿有墊肩的衣服。

三、老人衣著製作面

1. 因為老年人的皮膚較為鬆弛，若衣服內側面如果縫份較大，沒有做好適當的收邊處理，會造成穿著者不舒服，在設計製作方面，宜考慮將內部的縫份進行處理，當然縫份越小越好，但設計先決條件宜須達到耐穿、耐洗、耐用為原則，然最主要首重質料的手感須柔軟、觸感舒適，針對布種性物變化的不同，採取縫份不同的留法，目的使穿著者與皮膚接觸具舒服感。
2. 以季節的角度來看，適合夏秋兩季的銀髮族外出服，由於戶外活動的需求量增加，最需要穿脫方便的材質，當然吸汗性佳的更受歡迎，另外現在也開始注重衣服的造型，開始講求美觀又大方的服飾，以色彩為例，使用暖色系的服飾，看起來氣色會較紅潤，並且服飾的選擇最好是外出、室內皆宜的服飾。
3. 老年人服裝的造型要結構簡單、線條明快、雍容瀟灑以及舒適大方。其裝飾性線條、工藝和裝飾性部件、配件，宜少不宜多，切忌煩瑣。而且要結合體型考慮，瘦體型者服裝宜寬鬆些，胖體型者服裝寬鬆度要略減一些。
4. 老年人在著衣色彩上要盡力跳出灰、黑和藍的框框，既要求素雅和深沉，又應該富於時代感。老年人服裝的款式也要提倡有所變化和翻新，簡潔明快，方便穿著，不適合開口過多或鑲嵌過繁，也不宜有太多的附件和飾物。

四、老人衣著色彩面

1. 色彩設計的配套搭配，也可以用多套的上衣與褲子（或裙子）交叉的搭配穿著，也是不錯的選擇。如果老人在衣服的穿著上，每天有些微的搭配與變化，甚至於穿著有小細花、潔白、色彩明亮的衣服，並且在不影響行動的情形下，配上簡單的配件，這會使得老人的心情更具有喜樂感，每天與他人的互動是精神奕奕。讓人感覺到老人們飽滿的生活熱情和積極的生活態度，同時也會受到他人的肯定與讚賞。相反的若每天一成不變，好像每天是無精打采的樣子，會給別人帶來沉悶的感覺。台灣在生產科技的進步、布料品質的提昇，設計製作多樣的款式及價格的合理等，提供給消費者，非常多樣化的選擇。所以在此建議老年人在選擇衣服時，應該依據自己的身型體態，選擇合體舒適的衣服，也依據各人健康情況，選擇便於穿脫的衣物，更可依各人的喜好，選擇屬於自己喜的色彩，穿出健康，穿出好心情。
2. 老年人服裝的色彩選擇主要取決於穿著場合和自身的體型、膚色等等。老年人著裝時要與年輕人那種奔放個性的風格區別開來。但也不必受限於年齡，只選擇單色調的衣服，這樣會顯得老氣橫秋。多種色彩搭配同樣適用於老年人，著裝時可選擇拼色的服裝，還可通過其他飾物的搭配來打破單調沉悶的風格。
3. 正確的服裝色彩與膚色相搭配，可以讓中老年人顯得更加年輕、有氣質。膚色較白的人，對服裝色彩的要求不是很嚴格，各色都可選擇，適應面較寬。膚色發黃的人，比較適合紅色或淺色的服裝，淺色系服裝會增加臉色亮度，顯出活力。

五、老人衣著市場面

1. 舊衣新創改良專門店：

 步入老年，對著以前鍾愛的衣物，每每因不合身，只能望衣興嘆，若能加以改制新創，讓這些衣物可再上身，配合局部使用特殊的功能性設計，或將機能性素材的彈性功能加入活動部位，創造改變設計線使成品達到便利性、機能性，使其更能便於穿脫而且增加活動性，重溫往日情懷更增添溫馨感。

2. 老人衣著訂製店及開創 3D 立體選購：

 針對老年人體型，如凸腹、塌胸垂臂、弓身駝背等，採用顏色、款式設計線等來修飾體型，提升年輕化的效果。訂製店的優點在於能跟隨時代流行做創新，例如可以應用機能性素材結合新科技產品於訂製服上。再者，針對行動特別不方便者或是對失智、失能者，更能視其特殊情況而製作具便利性、功能性的服裝，這是訂製店的優勢，但相對的價格將會稍微昂貴。年齡不是問題，重點在於心態的轉化。另一方面，將高齡者服飾商品與時代頂端接軌，朝向 3D 立體選購的趨勢也就是客製化，甚或網路訂製平台，客製者在訂製店內進行款式的配色與選款，以及所需最恰當最喜歡的尺碼，訂製者亦可隨著自己想要的訴求進行設計，以達自己的最愛，老年人上此 3D 網路平台，除了活化腦部靈活外，更能增添生活情趣，使其有新鮮感，而忘卻自己的老化，自然而然掃除落日夕陽之觀感。

3. 老人衣著成衣大量化銷售店（含失智、失能者）：

建構高齡者成衣生產量化，需進行台灣老年人的身高、體重、胖瘦統計，進而建構老年人服裝設計的版型，如將家居服、外出服、社交服、運動服等所有相關的服裝版型、各個尺碼縮放，再運用顏色的多樣化、材質、或是特定場合使用的機能性布料，進行大量生產與販售，提高齡時尚，兼具功能與美學供老年人的選購需求與便利性。

4. 老人使用輔具銷售店（含失智、失能者）：

老人衣著面的輔具種類繁多，例如老人圍兜兜、老人用的袖套、襪子、帽子、鞋子、圍巾、桌墊、護腕、護膝、拐杖，防滑襪等等與生活上食、衣、住、行、育、樂所有生活層面有使用到的輔具，皆可做專賣服務店的設立與規劃，以對高齡者的服務，更是便利家屬購買的便利性。

六、老人衣著款式面

1. 在老人福利機構，看到的老年人，大部分所穿著的衣服，多數還是朝向灰色、黑色、藍色或淺色系類的服裝，比較看見色彩鮮豔的衣服。其實老人在穿著衣服時，除了布料舒適、穿脫方便和款式的選擇外，老年人衣服色彩的選擇也非常重要。色彩的巧妙搭配如果得宜，是會影響老人內心情緒的反映，也會關係到老人的心理健康。
2. 在款式的具體選擇上，對開的上衣比套穿的好，因為有的中老年人肩臂關節不大靈活，舉臂困難。衣領最好採取封閉式，不但能保暖，還可起到保護頸椎的作用。
3. 襪口緊不利於腳部血液回流心臟，時間長了，會引起腳脹、腳腫、腳涼，腿腳麻木無力，導致行走不便。大家需要注意老年人的穿衣習慣，並且日常生活當中，要注意身體的保健，避免造成寒冷，嚴重影響到生活健康，尤其是一些出現水腫的老年人，要注意避免穿著太緊，以免導致皮膚受到影響。

總之，老年人要綜合考慮服裝的款式、顏色的搭配、面料的質地和本人的體型，揚長避短，穿出自己的風格。老年人能重視衣著和外貌的修飾，改善自己的形象，使自己裝扮得朝氣些，這樣無論在生理上還是在心理上都會給自己帶來積極正向引導，有利於老年人的身心健康。

結語

「衣之始，蓋用以為飾，故必先蔽其前，此非恥其裸露而蔽之，實加飾焉以相挑誘。」因為服飾是人類的第二皮膚，以自己著裝去強化自身特點來引起異性的重視和關注，是人類最初設計服飾的初衷。整潔的衣著不僅使人顯得精神煥發、風度儒雅，也有利於增長自信。從醫學報導中得知，因為人的心情愉快時，體內可分泌有益的激活酶和乙酸膽鹼，這些活性物質能促進血液循環、神經細胞興奮以及臟器代謝活動，使它們調節到最佳狀態，增加肌體的免疫功能。因此，平時著裝，老年人宜選擇厚度適中的面料，太薄或太厚的衣料都不太適合，尤其是身體發福的中老年婦女，很容易顯出豐盈體型。穿起來輕鬆、柔軟、挺括的面料如毛織品、化纖品等，更受到老年人的喜愛。

詩經「服之無斁」、「歸寧父母」等詩句，透過作品傳達「活躍老化」的理念。老年人有時也可以穿有色彩甚至色彩較豔的服裝，這類服裝可以使中老年人精神抖擻，心態年輕化。當老年人應注意容貌修飾和衣著俏麗，既能喚起心理上積極又愉快的情緒，同時有利於健康、長壽！

第四章　高齡者的健康居家環境

前言

台灣地區自一九九三年底正式邁入高齡化社會，老人的照護問題勢必成為每個家庭正在面臨或將面臨的問題。老人的健康安養照護問題，不僅是子女晚輩的負擔，對整體社會而言亦是相當重要的議題。照護工作除了對生命的照護，還要對生活照護。健康的生活需要人際互動與社交活動，搭配運用通訊器材的影音互動，能滿足高齡者的社會層面的互動需求。我國的高齡人口中，有超過八成是健康、亞健康者，因此需要關注並提供長者多元需求。

政府於二〇〇九年頒定「友善關懷老人服務方案」計畫，以「活力老化」、「友善老人」、「世代融合」三大核心理念，整合資源，積極推動相關策略，建立悅齡親老社會；另於二〇一三年實施定第二期計畫，參考聯合國千禧年目標「活力老化」模式，以「健康老化」、「活力老化」、「在地老化」、「智慧老化」及「樂學老化」五大目標，強調五個特徵：1.能與他人互動，2.生活有目標，3.能自我接納，4.能個人成長，5.有自主權，以維持活動力。

第一節　高齡者健康居家環境的意涵

進入老年期，我們需認識到隨著年齡的增加，身體功能的衰退、行動能力甚至死亡都會因年老而產生。「活躍老化」的意涵為：提高每一位老年人生活品質，使老年人可以保持健康、快樂地參與和安全達到最適化機會的過程。此定義呼應了世界衛生組織對健康的定義：身體、心理、社會三方面的美好狀態，以及著重基層健康照護的作法。老化隨著生命的延長，在逐漸老去的過程中上述的身體功能的衰退與老化歷程互動的結果，導致個體在老年的老化歷程差異很大，由老人居住安排的變遷歷程，可以發現「在地老化」已是各先進國家的服務功能，讓高齡者有機會由健康的階段，居住到歷經輕度、中度、重度等不同的失能階段，而不需要離開該環境。

在探討高齡者居家環境的住宅面向的指標前，首先必須定義高齡者所面臨的「環境」，其內涵如表述：

表 4-1　環境的類別及內涵

類別	內涵	
自然環境	如景觀視野、空氣品質、陽光日照、雨水溼度等	
人文環境	實質環境	如教育機構、商業購物、休閒遊憩等
	精神環境	如鄰里關係、治安交通、風俗習慣等

（資料來源：作者整理）

「老化（aging）」是指人體結構及功能隨時間進行的變化過程，基本上是一種自然形成、正常且不可逆的持續性過程。運用通用設計概念，促進生活無障礙，以為保障身障者及高齡者公平使用設施、設備的權利，持續推廣公共建設高齡影響評估機制，全面檢視修正建築、空間設計、住宅相關法規、準則及標準作業規範；盤點高齡友善場所，推動友善高齡的空間及大眾交通設施環境，包含軟體與硬體設備，營造無障礙及高齡友善的生活環境。高齡者居住環境應有四個基本特性：

表 4-2　高齡者居住環境的基本特性

項目	內涵
安全性	需預防意外事故發生，應是一個「無障礙」環境設計。
獨立性	能協助高齡者維持在日常生活中獨立自主的機能。
療養性	在機能設計需考慮能減輕照顧者負擔。
可變性	空間規劃時需預留可變空間，以配合因身體慢慢退化，需改變空間或安裝輔助器具。

（資料來源：作者整理）

高齡者的居住環境強調無障礙設計需具備：(1) 多樣性 (2) 共用性（3）連續性（4）安全性（5）舒適性（6）審美性等條件，才可滿足現代使用者的需求。更積極規劃各場域的生理、心理、社會及靈性健康促進及預防保健措施，營造健康高齡社會。建構預防性環境，全面檢視危險因子，推動整體性多元高齡防跌對策，提升高齡者個人體適能，建立支持性環境，達到安全促進及減少傷害發生。如：建築物和公共空間無障礙環境的設計，如導盲磚、點字設施、語音系統、側牆扶手、輪椅坡道、無障礙電梯、無障礙如廁設施等，在相關建築法規中都已有規範，現今的建築物及公共空間中也已普遍實施。

老人的共同情況即在老化後易致慢性障礙，如視力方面的老花或白內障，聽力衰退而致重聽、行動緩慢、老年癡呆等現象，因此其居住環境必需加以考量，對於無論是居家或安養居所，均應考慮其特殊需要性。建構無障礙的空間顯得迫切與需要，「無障礙環境（barrier free environment）」設計是指調整建築設計思考，不再以生理、心智能力最為強勢的單一族群需求為唯一的考量目標，而將社會中各類族群的特殊需求，均納入為建築設計上應考量的因素，讓社會上身心障礙者（也包括其他行動障礙者，如老人、孕婦、因疾病暫時不便者及意外傷害者等），都能和一般人一樣，安全而方便地使用各種環境。如避免台階而設斜坡，加強照明設備，衛浴防滑措施，乃至廣設扶手，放大各種開關等。

正常的老化不是疾病，但老化常伴隨著身體機能的衰退，因而產生某種程度的障礙。生理上的變化同時也造成高齡者心理上的不安、退縮、依賴，總而言之，就是失去了自我控制感。

表 4-3　高齡者身體機能的變化

項目	內涵
視覺	一般都有老花眼，開始有顏色辨識困難、怕光卻需要光、視野縮小、夜盲及變光調適慢等現象。
聽覺	高齡者常有重聽甚至耳聾。
味覺	感受甜鹹的能力減退、唾液分泌減少、胃口降低。
嗅覺	氣味辨別能力衰退。
觸覺	對於冷熱、尖鈍辨別能力減弱，疼痛感覺降低，且皮膚保溫的能力減退、久壓容易受傷。
消化系統	最明顯的變化是牙齒脫落、牙肉萎縮、腸道蠕動較慢、易便秘及腹瀉。
肌肉骨骼	行動反應減緩、肌肉耐力降低、平衡失調、關節僵硬。
呼吸系統	慢慢退化，導致活動能力降低。

（資料來源：作者整理）

老化現象在生理方面的特徵，往往造成高齡者在日常生活中的不方便，包括頻尿、急尿、短期記憶減退、學習能力減低等。這些老化現象使得高齡者執行日常生活中許多瑣碎的活動，像是閱讀報紙、談話聊天（知覺及訊息傳遞）、走路、上下樓梯（行動能力）、用鑰匙開門、掏零錢（精細動作）等，都變得比年輕時困難許多。長者為了能夠進行基本的日常生活活動，成功的獨立生活需要高齡者有能力進行「工具性的日常生活活動（Instrumental Activity of Daily Living, IADL）」，像是用藥或自我健康管理、自行操持家務、為自己準備營養的飲食、乃至於理財等；這個部分稱作「強化的日常生活活動（Enhanced Activity of Daily Living, EADL）」。參酌聯合國五大綱領在其提出的五個要點中，「獨立」及「照顧」與友善住宅環境有關，而其安全環境的內涵如：

表 4-4　高齡友善住宅環境的內涵

項目	內涵
獨立（Independence）	a. 高齡者應有途徑能獲得食物、水、住屋、衣服、健康照顧、家庭及社區的支持、自助。 b. 高齡者應有工作的機會。 c. 高齡者在工作能力減退時，能夠參與決定退休的時間與步驟。 d. 高齡者應有途徑獲得適當的教育及訓練。 e. 高齡者應能居住在安全與適合的環境。 f. 高齡者應儘可能長久的居住在家中。
照顧（Care）	a. 高齡者應能獲得符合社會文化價值、來自家庭及社區的照顧與保護。 b. 高齡者應有途徑獲得健康上的照顧，以維持身體、心理及情緒的水準，並預防疾病的發生。 c. 高齡者應有途徑獲得社會與法律的服務，以增強其自治、保護與照顧。 d. 高齡者應能夠在人性及尊嚴的環境中，適當利用機構提供的服務。 e. 高齡者在任何居住、照顧與治療的處所，應能享有人權和基本自由，包含了高齡者尊嚴、信仰、需求、隱私及決定其照顧與生活品質權利的重視。

（資料來源：作者整理）

此外作為一獨立存在的個人，活躍的高齡者也需要有意願接受新的挑戰，例如：參與社團、安排休閒或旅遊、進行終身學習活動等。

世界衛生組織 WHO 在二〇〇七年公布的高齡友善城市指引指出敬老與社會融入（respect and social inclusion）為建構高齡友善城

市八大環境面向之一，以提供空間促進長者社會參與、就業及娛樂的機會。對老人居住環境安全評估初步了解，其中包括：

1. 老人每天坐息時間表，在戶外或戶內所佔的時間比例，在戶內最常使用的地方。
2. 衛浴、廚房空間狀況、擺設的高低、電話所放的位置，通道的暢順，活動的空間。
3. 老人是否須使用柺杖輔助步行或輪椅活動，門把及窗戶的高度，以及室內空氣是否流通。
4. 室內地板的材料、有否雜物影響步行。
5. 室內光線是否明亮、老人視力如何。
6. 電器插頭高低度，數目是否足夠，地上是否有很多延長線。
7. 室內外樓梯是否安全、高低是否適中或是使用電梯。
8. 外在環境的安全性、方便性。
9. 老人個人精神上、體能上、疾病狀況及經濟能力情況對日常生活上的影響。

第二節　高齡者健康居家環境的重要

高齡者隨著年齡的增長，將愈傾向於內外空間並重的現象，變得更為依賴室內空間過日子。活得健康卻不能只靠個人的認知和努力，事實上，從家庭到社會的軟硬體環境，都可能存在諸多不利健康和活動的障礙（例如：家中地面濕滑、欠缺關懷、社區治安不佳、交通不便……等）。相對的，響應世界衛生組織「活躍老化」與「健康老化」的政策，積極推動「高齡友善環境」營造適合長者安居樂活的環境。因此在探討對於高齡者友善的環境時，首當其衝便是居家環境的再檢視。

隨著年齡之增加，人們感覺器官逐漸退化，全身的機能也逐漸的衰退，致使慢性疾病如：高血壓、心臟病、糖尿病、失智症、腦血管疾病、骨折、泌尿道感染、關節炎、視力減退、聽力衰退等隨之而來。這些老化現象或疾病，導致老人生理功能的變化，影響老人運用空間的能力。因此，建構老年人適宜居住的空間與環境，必須朝向具安全、舒適、溫馨、便利、無障礙等功能，藉以確保老人能自由行動、自立生活。或者，在接受他人照護時，也可以減輕照護者的負擔。世界衛生組織 WHO 揭示的推動高齡友善環境，包括：

表 4-5　世界衛生組織推動高齡友善環境的內涵

項目	內涵
敬老	提倡敬老文化、增進跨代互動，鼓勵業界發展銀髮活動的輔具及產品。
親老	舉辦各種便於長輩參與的服務與活動，包括位置便利、收費合理、容許親友陪伴參加。
無礙	持續改善公共空間，符合無障礙標準；如綠燈時間要夠長，要禮讓行人；維持社區的良好治安。
暢行	提供長輩搭車的優惠、要有便利的大眾運輸或接送設計。
安居	社區有適合不同失能程度的住所與服務；有協助長者住家裝修的方案；還可結合志工，提供送餐和家事服務。
連通	主動提供各種重要資訊給長輩，確保長輩與社會的連結；提供資訊時，字體和鍵盤要大，說話速度要慢，要配合長輩慣用的語言。
康健	提供各種社會服務、休閒娛樂、運動保健活動、講座或健檢服務等，鼓勵長輩多多走出來參加。
不老	支持長者持續就業、參加志願服務或勇敢追逐夢想。

（資料來源：作者整理）

隨著年齡增長，身體機能慢慢退化、動作緩慢，如果再合併其他疾病如退化性關節炎、關節變形、腦中風、認知功能障礙，將令其居家生活更為困難，若再加上居家環境設計不良特別是常須爬高取物或俯前彎腰，除了會影響他們日常生活功能以外，更會增加跌倒而引起其他更嚴重合併症的機會。老年人跌倒在老年醫學為一常見課題，而居住環境不良卻是引起跌倒主要的原因，當年齡越大，跌倒機會也隨之增大，因為跌倒所付出的醫療及社會照顧成本確實很大。故如何改善老人居住的環境、方便性、安全性、舒適性，一方面可減少意外的產生，另一方面可改善老人日常生活自我照顧功能實為復健專業人員所應注意規劃。

我國人口因年齡結構的改變，未來將使得扶養比提高。在高齡化現象越趨嚴重且快速的趨勢下，近年來對於高齡者的生活不再僅強調於機構式的照護，而更加注重了有品質的在地老化，也因此突顯了自家居家安全的重要性，居家式的長期照護成為關注的發展方向。若高齡者可以自理生活，將減低青壯年人口的照顧負擔，使青壯年人口能全心投入勞動生產，以維持社會整體的生產力；另外，高齡者若不需他人照顧，也將生活的更有尊嚴。成功老化的幾項元素，這幾項因素彼此相互影響與牽動，最外層為個人所身處的社會

表 4-6　高齡社會健康的多元內涵

項目	內涵
身體健康	即便有慢性疾病或部分機能障礙，若自覺身體健康對執行日常生活無虞。
心理健康	個人可以覺得心情愉快及自覺心理安適。
社會健康	符合個人期待的社交與經濟狀態，經濟狀況無虞，個人能依自己與他人關係的親疏遠近，執行其理想中的社交生活。
心靈健康	符合個人期待的靈性生活，自覺個人的價值可以與自己的關係、與他人的關係、以及與至高者的關係達到個人的期待，並如期待的方式執行。

（資料來源：作者整理）

文化環境。健康是一個蘊含多元的觀念而是個動態的過程，需要個人積極的參與。

儘管老化和身心障礙意義並不相同，但因老化導致身心障礙的趨勢則相當明顯。老化帶來的身體機能衰退，也可能從單純生活上的不便，逐漸演變成「身心障礙」。例如：高齡者因為肢體、關節的僵化，以致於對於平常我們熟知的動作，如開門、轉動、舉物，甚或按鈕、插插頭等動作，都會造成不便，精細動作輔具即著眼於幫助高齡者獨立完成各種日常生活活動。舉例而言：

一、門把：

一般家庭所使用的圓形門把，對於高齡者而言並不容易使力，因此有高齡者的家庭最好能選擇把手型的門把，或使用彎勾開門器。

二、鑰匙：

使用鑰匙握持輔助器，設計重點在將插入鑰匙、旋轉鑰匙精細的手指動作放大為手掌動作。

三、撿拾：

一般彎腰拾物的動作，對高齡者而言也有相當難度。市面上有許多拾物輔具，常設計成枴杖與拾物的複合裝置，包括機械式和吸盤式拾物輔具，有的拾物輔具頂端的磁性頭可以吸起鐵磁性物質。

以從家庭到社會積極營造有利的條件，來幫助、保護和促進個人的健康與活動。針對輔具的使用，所得成效的主要指標為（DeRuyter, 1995）：

表 4-7　評估使用輔具後成效的主要指標

項目	內涵
臨床效果（clinical results）	使用輔具臨床上的成效，可藉由醫生、治療師測量和記錄輔具使用前後執行特定工作能力的變化。
機能狀態（functional status）	評估輔具是否幫助使用者保持目前身體機能，甚至提升身體機能。
生活品質（quality of life）	藉由使用者主觀的評估，評斷使用輔具後是否提升其生活品質。

（資料來源：作者整理）

第三節　高齡者健康居家式遠距照顧

在高齡化社會中，不論老人是自家生活或是在機構式住宅生活。若無法讓老人自己獨立生活，不能靠自己的能力，有活力地過日子，或在他人的協助下過著安全又有尊嚴的生活，那麼在台灣推展老人服務福利政策的工作執行上，就將出現許多的破綻。所以需要無障礙設施的規劃，方能為讓老人能夠在悠閒自在、充滿樂地過日子。無障礙的意思，並非單指地板有無高低差等方面的障礙問題而已。應從老人心理層面、精神層面，所感受到的困難、壓力與負擔等方面的障礙給予去除，在意義上才算是真正的無障礙的居住環境。年紀大的老人，不單是身體機能逐漸衰弱，在心境上也會覺得比較寂寞、不安。外出的機會也會較少，會把大部分的時間封閉在家裡。雖然如此，如果有處無障礙的行動空間，不僅讓老人進出自如，也會吸引左鄰右舍同質性的親朋好友喜前來登門拜訪。若有這樣的無障礙家園，即使很外出也不會感到寂寞，晚年的生活也會很快樂。

正常的老化不是疾病，但老化常伴隨著身體機能的衰退，因而產生某種程度的障礙。在建構對高齡者友善且適合居住、生活的社區，包括無障礙環境、建築物內建的「環境介入（environmental intervention）」功能，以及整體社區提供高齡者便利的交通、完整的健康照護、人際溝通管道、社區參與機會等，以滿足高齡者在地老化的需求。發展科技化照護服務網，並積極開發生活支援服務的異業合作管道，將照護服務擴展至居家生活環境，讓民眾於食、衣、住、行、育、樂中皆可得到所需之照護服務，使行動照護管理科技化。並加強與當地長照管理中心的連結，做為長照管理中心轉介與派案的合作機構，為居家個案提供優質的整合式居家照護服務。服務對象包括：臥床、行動不便、日常生活需他人協助者、輕度失智症患者、高血壓、糖尿病初期或控制不良者及上述民眾之家庭主要照顧者。針對居家民眾或照護服務提供者，在開發多樣化生活支援服務的同時，亦建立服務品質控管機制，以確保居家個案的權益。

高齡化的人口結構使得醫療服務與長期照護的需求大幅增加，發展「居家式遠距照顧（tele-home care, THC）」成為一主要方向。居家式照顧的推動在於統合醫療、照護、生活資源，以建構整合式居家照護服務。可以輔助家庭照顧者的照顧能力與改善生活品質，可取代對偏遠地區及社區行的長期照護機構服務。這些無需每日醫療協助的受照顧者，可藉由有線、無線傳輸通信和穿戴微小化的生理參數感應器（sensor）提供與專業醫護人員便利的雙向互動模式，減少雙方舟車勞頓，增加受照顧者活動的自由度（mobility）及其疾病的自主管理。服務功能包括：生理資訊的監測、定位與緊急通報救援、健康管理與人際互動的協助、照護服務的聯絡與協調。應用電話撥接、區域網路 ISDN、光纖網路等，提供連結受照護者與系統端之照護服務功能。透過居家式遠距照顧提供健康服務項目包括：線上諮詢服務、健康資訊服務、線上掛號、瀏覽電子病歷等功能。服務內容含括：

表 4-8　居家式遠距照顧的服務內容

項目	內涵
個案健康管理	透過醫療團隊之跨專業結合，為長者打造合適的健康管理計畫，提供個人化健康管理服務，擁有更好的生活品質。
生理量測服務	提供血壓血糖二合一量測儀器，供在家量測，量測紀錄將可回傳醫院，供門診參考調整用藥及協助必要診療，若偵測發現生理異常，相關人員將主動提供叮嚀關懷及後續服務。
遠距衛教服務	利用電視影音或網路等多元化媒介，為居家會員及家屬提供衛教資訊。也可透過遠距視訊，設計創新的遠距活動參與方式，提供互動式衛教及醫療專業諮詢。
人員到府服務	依照健康管理計畫的需求，協助聯繫安排專業醫護人員到府關懷探視，提供符合居家照護所需的專業諮詢，如營養評估或藥事諮詢，掌握居家照護狀況的最佳狀態。
照顧資源轉介	連結長期照護資源與在地業者，提供多樣化居家照顧生活協助或資源，抒解家屬因長期照顧產生的身心靈疲憊。
緊急處理服務	居家長者若有急診或住院必要時，可提供緊急狀況諮詢及協助安排就診，並進行關懷探視，減輕家屬焦慮情緒並協助醫病溝通。

（資料來源：作者整理）

老化的現象除了在個體內部產生，外部環境的刺激也會影響老化的速度與狀況。好的老化是指高齡者在老化過程中因為擁有足夠的個人及社會資源，且能以健康的身體、心理，及認知功能來因應老化的歷程，以科技方式建構對高齡者友善的居住環境，「智慧住宅（smart house）」是一個重要的研究領域。智慧住宅主要是在家庭或工作區域中，讓環境和各種裝置依據使用者的需求被自動控制，提供比無障礙環境更積極的「環境介入」功能。老人的居住生活空間，就如同是一座年老時的生活城堡。與年輕力壯時所使用的生活空間有很多的差異性。科技日新月異，許多硬體設施的取得，都比以前來的容易。此外，藉由專業人員的評估、配置與建議，更能符合老人家的需求。在設備上要特別注意，無障礙空間、設施設備、照明及適合老人自己可以動手的設備與空間。讓老人在私人自家或是在機構式或社區式等單位生活或被照顧時，有較大或較多自己能行動自如的生活空間。在現行長期照護人力資源的增長不夠應付高齡者的需求時，是否可以科技的進步盡可能地補足、替代人力資源的功能定位，隨著人工智慧的開發和運用，居家式遠距照顧是一種人性化的設計且兼顧安全，能注意到使用端的容易操作、使用者的隱私及安全性等議題，僅需透過幾個簡易的按鈕就可以達到基本照護功能，相信是可以增進長者生活的便利性，以提供受照護者一個舒適又便利的照護環境。

未來之科技趨勢，「智慧住宅」的概念為相當重要的領域，以科技方式建構對高齡者友善的居住環境，透過自動化及資通訊科技，高齡者可以更便利地控制家庭中的環境和各種裝置，提升獨立生活的能力。另一方面機器人的應用也越趨重要，近年來服務型機器人的發展超越工業用機器人，也逐漸應用於高齡者照護，包括生理功能輔助或心理慰藉上，幫助高齡者改善其日常生活活動，提升生活品質。隨著高齡人口比率逐漸上升，健康照護體系面對的健康照護需求的量與質亦將隨之變化。為了使高齡者能夠在熟悉的居家環境過著獨立自主的生活，運用遠距照顧服務可提供老人在家中居家安全服務及發生意外事故的緊急救援系統聯繫，可以避免老人在家中出現意外而無人照應，並可加速意外事故發生後的搶救時間，提高照顧安全與照護品質。

第四節　高齡者健康居家環境的設計

隨著社會高齡化的趨勢，各國老年人口比率均逐年增加，其健康與安全的議題也備受重視。老人的行動大部分較為緩慢，居住的消防安全更必須比一般的要求更高，在為長者設計居家無障礙環境之前，最好由專業人員先行訪視老人居住環境，其中應包括老人住家周圍的環境，鄰居的狀況及與他們的互動、周遭大眾運輸系統的方便性、居家內部的設計及個人的經濟狀況等加以規劃，在設計規劃安全居家環境應注意事項：

表 4-9　高齡者健康居家環境的設計

項目	內涵
大門	1 門口地毯應固定良好。 2 門外裝設充足亮度及自動感應電燈開關門把避免使用喇叭鎖，最好使用把手型門鎖，以令老年人容易開關，當然能使用遙控鎖更為方面。 3 門口放置換鞋坐椅，以避免跌倒。儘可能避免門檻或減低門檻高度。 4 若老人合併聽力障礙，門鈴可改用閃燈式裝置。 5 若老人須輪椅進出，理想的寬度為 80-86 公分以利出入，而門口外間平台面積約為 153 公分×153 公分以方便輪椅轉向足夠空間。
玄關	1 應設置座椅讓老年人可坐著穿鞋。 2 地上如有擺放或散置鞋子等物品，為了避免影響老年人通行，應該立即移除。 3 門下方不要有門檻，以免絆倒老年人；即使與地面有落差，應在零點五公分以內，否則建議將門檻拆除或加裝具防滑效果的斜坡道取代。
客廳	1 椅子或沙發要穩固,座面高度以老年人上身與大腿能呈垂直角度為宜,座面若過深，建議放座墊來改善；另外要有椅背與扶手，以協助老人起身。 2 地板材質應不反光，要達到防滑效果，除了避免地板打蠟，也可在老年人的活動區塊貼防滑條，黏貼方向與老年人行進方向垂直、每條間距不超過四公分。 3 家具擺設應簡單、動線分明、撤除雜物以避免絆倒及易於活動。

項目	內涵
餐廳	1 桌子如果要鋪設桌巾，必須利用魔鬼氈等來黏貼固定，避免因桌巾滑動造成桌上物品掉落，可能砸傷到老年人。 2 家具邊緣要加裝防護墊，防止老年人碰撞到突出硬角或尖銳邊緣。
走道	1 兩旁須加裝扶手。 2 走廊、房間、浴室均須有夜燈裝置。 3 走廊上燈具最好為自動感應式開關。 4 走道上避免雜物或小孩玩具以免拌倒，走道兩旁最好多裝置插頭以避免延長線的使用，若須使用也務必在牆角處以掛勾固定。 5 走道應避免使用太滑的磁磚，同時注意室內溼度以避免潮濕濕滑。
牆壁	顏色要亮麗、平和，不要太灰暗、單調，但也不能太鮮豔、複雜，會引起老年人的錯覺及誤解而沒有安全感。
照明	1 白天、夜晚或晴雨天所需要提供之設備規劃，亮度須強的時段，就該亮一點，照明度不須太強的時段，就要柔和一點的燈光，以免太亮時刺激老人的眼睛，但需要讀報、看書或行走時又太暗會影響生活需求與行動。 2 房間內的照明，亮度要採用白色燈光與金黃色燈光相互搭配使用，使得房間內照明亮度足夠外，也有較為溫馨的感覺。 3 由於老人的視覺比較怕光，所以白色照明燈光，要採用折射照明為佳，一方面不會刺激老人的眼睛，一方面又可增加美感。
廚房	1 避免讓移行困難的老年人單獨在廚房走動，若無法避免，也應有照顧者陪同。 2 地面要防滑、保持乾燥，地面也要使用磨擦係數大，不易滑倒的地板材質，且不能有油膩、水漬情形，避免擺放容易滑動的踏墊。 3 簡易流理台的設備：含電鍋、電磁爐、微波爐、熱水瓶、果汁機等電器用品，可供老人私下準備個人喜的餐食、點心類等食物之用，避免使用瓦斯，以防產生危險。 4 流理台的高度不宜太高，要考慮個子較矮小或坐輪椅的老人使用，同時底部要預留空間，讓以輪椅代步的老人，雙膝足部可以接近到適當的位置，適宜清洗水果、蔬菜、碗盤、烹飪……等。 5 高齡者日常使用的餐具，鍋碗瓢盆應放置於容易取得的地方，或考慮採用高度可調式廚具組。 6 使用之湯鍋、水壺最好是汽笛式，湯水煮沸時，可發出汽笛聲，以免高齡者因健忘而造成危險。

項目	內涵
浴室	1 最好採乾溼分離設計。 2 淋浴間地板及浴缸底部應具防滑效果。 3 選用有自動控溫裝置的瓦斯熱水器，避免過燙熱水燙傷老年人。 4 電源插座應具有防漏電安全設計，防止老年人因手腳潮溼，不小心碰觸而導電。 5 在一般沐浴的情況下，老年人通常會採取坐姿較為安全，此時應選擇使用洗澡椅。 6 洗澡椅的材質多為防鏽的鋁製或塑膠製品，椅腳部分會加上防滑橡皮套，或者是直接固定在牆面上，提供坐姿下沐浴之用。 7 水槽水龍頭以壓把式為佳，方面開關。
廁所	1 坐式馬桶高度要適宜老年人使用，若太低時，可加裝馬桶增高器或改用便盆椅讓老年人如廁。 2 馬桶旁最好加裝扶手，甚至電動馬桶起身椅，以協助高齡者如廁後自馬桶起身。 3 馬桶高度要適中，如過低可至醫療器材用品店購買馬桶增高器，調整成適合高齡者之高度。
臥房	1 電燈開關控制位置，要在老年人伸手可及的範圍內，避免讓老年人攀高或彎腰。如果開關位置不佳，改善方式有兩種選擇：一是在床旁擺夜燈，或移動床的位置來靠近開關；二是採用感應式或遙控式電燈開關。 2 床的高度不能太高或太低，以四十至五十公分為宜，讓老年人方便上下床；有使用輪椅的老年人，床面高度要與輪椅座面高度平高。 3 床墊不宜太軟，以免老年人起身困難。 4 設置具有良好的透氣功能，而且又不會太硬或太軟的床墊。
陽台	1 欄杆或護欄的高度，要超過老年人站立時腰的位置，間隔不能超過十公分寬。 2 欄杆或樓梯扶手的下方要裝設防護緣，其高度要在腳踝以上，以防止老年人不小心將手杖支撐點置於欄杆外造成跌倒。
樓梯	1 樓梯要有明亮適中的照明設備。 2 樓梯每階邊緣要清楚可辨，若無此設計，可在階梯邊緣貼上與階梯不同顏色的防滑條來區分。 3 透天厝等兩層以上樓層，若無特別裝設電梯，仍應儘量將老年人活動區域規劃在同一平面樓層，避免老年人走樓梯爬上爬下。 4 樓梯兩旁須有扶手而且必須穩固。階梯上須舖有防滑帶，應採用對比色調以注意階梯高度及邊緣標示明顯。

（資料來源：作者整理）

建構對高齡者友善的居住環境，是健康生活的重要領域。安全住宅主要是在家庭或生活環境中，讓環境和各種裝置依據使用者的需求被安全確保，提供比無障礙環境更積極的「環境介入」功能。友善的居住設施包括：

一、室內環境：

在室內裝潢時，須注意室內光線、空氣的流通、色彩的使用均甚為重要，例如天花板避免使用格子圖案、照明充足但不刺眼、地板也不反光、牆壁或窗簾可使用較明亮的顏色如米黃及橘色、環境不宜太吵雜等等。

二、扶手設置：

在室內或室外的樓梯，兩側要設置扶手，而且在爬樓梯或是下樓梯的第一階段，扶手的設置要延續到整個平行台面（約 45 公分），不可以只到垂直平面就斷掉。如果在整個環境內有較大樓梯，供老人行走，一定要在適當的間距（約 80 公分）設置扶手，便於老人兩側可扶用。

三、室內空間：

需通風、陽光充足。因肌力的衰退及平衡感變差，老人之生活空間最好設在同一層樓面，避免爬樓梯。室內房間、樓梯、出入口照明需充足，地板最好不要打蠟並使用止滑的材質。臥室、走道、廁所宜裝夜燈，對老人夜間上廁所幫助大。

四、斜坡步道：

除依法規規定之坡度設置外，也要設置雙邊扶手，寬度以80~120公分為宜。15~20公尺長必須設置休息平台，便於老人行走或使用輪椅者的休息。斜坡道地板使用的止滑材質，也要比一般平面地板的止滑材質之止滑程度更好才可以。有時會有老人自行轉動輪椅行走，如果所設的斜坡道，老人仍然無法自己上下斜坡，則在每段斜坡道到的上下起點，則必須設置協助鈴，方便使用輪椅行動的老人容易獲得他人的協助。在此也特別強調，每處斜坡道或有高低差的道路要設置保護欄杆，而且在遇有轉彎處要考慮輪椅360∘的迴轉平坦空間。

五、溝蓋規劃：

截水溝蓋的設置，是室內或室外環境，如有截水溝設置時，其溝蓋預留斜溝條或圓溝孔時，除考慮流水量外，也一定要特別預留輪椅可通行的阻滑平面溝蓋板，避免輪椅行走通過時輪子被卡住或拿手杖者底部不慎插入水溝，造成跌倒。

六、桌椅板凳：

老人使用的讀書及化妝用的椅子，穩定（固）度要強一點，不要太容易搖晃，或太容易倒下去的款式，有靠背的椅子老人坐著會比較安心。沙發椅的座墊及靠背墊要厚實，要符合人體工學的造型設計，方便老人上下坐起，以免老人的膝蓋骨或腰部的壓力太大而受傷。

七、自動設施：

電器設備、家具設備、門窗開啟或關閉、對外聯絡等使用的無障礙。衛浴清潔動作方面，可以利用洗澡座椅、長柄刷、肥皂握持器、電動牙刷、擠牙膏器、洗頭椅、套環式洗髮刷、剪指甲器等，來協助高齡者日常生活的梳洗。浴廁方面，一般家庭的浴室地磚均具有防滑效果，但需注意隨時保持乾燥狀態；高齡者洗澡時進出浴缸比較困難且容易滑倒，如果浴室無法改成淋浴，浴缸內部需舖設防滑墊或貼止滑帶，同時於浴缸邊加裝扶手和階梯踏墊協助進出浴缸；現在很多新住宅有「降板浴缸」的設計，浴缸位置比地面低以方便出入；沐浴完畢量體重，也有專為高齡者設計的放大數字體重計；最後家中浴廁最好使用拉門，萬一高齡者因故倒臥門口時比較容易開啟。

八、衛浴設施：

浴室的使用率是很高的，也是最容易發生意外的地方，地面材料的使用要選擇防滑材料。浴缸邊、馬桶與洗面盆兩測，應設置防水扶手，扶手的直 3.5~4.0 公分。應設高度不宜太高的泡澡浴缸，也要有淋浴區，水龍頭的水溫要有自動調溫控制，要放置可折疊且防水的座椅，以及防滑的拖鞋。可設置有隨手可及的電話、緊急呼叫拉鈴以便於對外通知。如廁的設備避免蹲式便器，以防姿勢性低血壓之昏眩及膝關節快速老化、退化減輕疼病不適。

九、書櫥衣櫃：

放置衣物的衣櫃，也不要設置太高。門把要讓老人使用時容易開啟的拉把，不要使用隱藏溝式的把手。其他門扇的手把亦同，門扇最好以拉門式的為佳，門淨寬最要有八十公分以上。進出門房無門檻、高低斜度原木扶手，讓高矮身材及乘坐輪椅者可使用之扶手。公共場所扶手的設置要儘可能百分之百的連續性，遇到消防栓等公共安全設施，要設置可拿取式的扶手，讓兩者功能能達到效果。

十、電梯設備：

設置的無障礙，人可站立搭乘，也備有折疊座椅，空間要寬敞，可容入輪椅或病床、緊急推床及相關人員。要有百分之百紅外線的門扇控制開啟或關閉設備，只要有老人進出電梯，電梯門是不會關閉的，才不會撞倒或夾到老人。而且要在門扇上設置可透視玻璃，當電梯故障停止時，電梯裡外皆可以看見，減輕搭乘電梯老人的心理壓力、擔憂或害怕。

十一、公園環境：

戶外散步道、景觀花園、活動廣場及停車場等的規劃，為考慮老人行走的安全、地面的處理要止滑、平坦，更需要考慮老人使用時的安全，在可區隔加置阻隔車輛禁止進入標語之柵欄，以確保老人散步或舉辦活動的安全。

十二、消防設備：

除依相關法規設置 1.警報設備；2.滅火設備；3.避難逃生設備及消防搶救上必要設備外，特別還須因老人生理與心理特質等，規劃緩慢行動的急救緩衝平台區及旋轉式緩慢滑梯。以便火災發生時對老人的救援工作。

結語

為創造有利於長輩活動的條件，減少障礙，增進參與，讓長輩在縣市生活圈中經常能動、容易動、喜歡動，一直到老年還是很獨立、活躍、健康。輔助高齡者能夠「獨立生活」，確實應該是高齡者使用科技輔具的重要目標。然而對於很多高齡者來說，僅僅能夠獨立執行基本 ADL，並不算是真正的「獨立生活」，高齡者仍然希望像年輕人一樣能夠自主地決定自己的生活，決定自己要做什麼事、如何做、何時做，同時並保有完整的社交生活，且和他人有充分的互動。

支持家庭多元需求，確保人身安全：結合整合式社區（部落）服務及資源中心，提升服務者對高齡者受虐的敏感度，落實保護通報機制。以社區再生網絡概念，發展興建二代宅，研議提供獨老、雙老安心居住服務；並完善建置高齡者監護機制，規劃多元家庭支持方案；又為因應氣候及環境變遷，強化防災避難認知，保障社區（部落）高齡者人身安全。留在自己熟悉的住所中得到妥善協助及照顧，並維持其原有之生活習慣及模式，是老人最歡喜又有尊嚴的生活方式，也符合人性化需求的自主照顧方式，其實就是「就地老化」（Ageing in place）的原則。以提供長輩提供安心、安全、安定的居家照護環境。

第五章　高齡者的健康行動

前言

「行動能力（mobility）」是高齡者要能享有高品質的晚年生活，最基本的需求之一。行走能力與其壽命的長短也有著正面的影響。同時也指出，老人在行走過程中，身體平衡能力好、行走比較快步輕鬆的老年人，他們的壽命要比行走能力差的同年齡老人長壽，而且患心血管疾病及肢體功能疾病的可能性也低。

根據統計，大多數老人都有慢性病，但慢性病並不等於病痛、依賴或活動受限制，只要給予適當的醫療，控制其疾病，提供適當的支持，強化老人的所屬感、安全感、社會參與感，維持良好的自信與自尊，他可以在身體、心理和社會方面都覺得安適美滿，滿足於老年期的生活，也就是達到最好的美滿狀態。

第一節　高齡者健康行動的意涵

落實高齡者健康老年的概念，以人為本的出發，提供了解高齡者的心理需求與行為特性，對高齡者本身的心理特徵以及需求的了解與掌握，並且在跨世代的社會生活，整體生活型態的分析。

因為人口結構的改變加上平均壽命的延長，需要的健康照護時間拉長，且因老化的動態性變化，年輕族群與高齡族群具有不同健康需求，高齡中的不同年齡層也有不同健康需求，與現在相比，未來在高齡之健康需求上將有量的增加與質的改變，面臨這樣的改變，健康相關專業人員更加必須對高齡者的健康學習需求和學習狀況有所認知與瞭解，方能真正協助高齡者增強自我照顧能力，促進其健康狀況。

撤退理論（disengagement theory）認為，個體生理機能的老化，會造成個體與所屬社會系統的脫離，降低老人與他人的人際互動，例如退休、子女的離去或週遭親友的亡故等。其實，這些造成老人選擇離開人群的原因，大多來自於外部環境的影響，而這些原因卻對老人造成了撤退心理與行為，這樣的結果會降低老人與社會的聯繫與參與度，久而久之，這種看是理所當然的情況將形成新的均衡狀態並繼續維持。因此，很難再激起老人活躍的慾望，也逐漸減少老人對他人與外在環境情感的投入及互動。高齡者因老化造成的身心障礙，可以靠提供適切的生活環境和輔具加以克服。使用輔具不但能有效補償高齡者身體機能老化或行動受限的能力，也可降低執行日常生活功能的困難度，保持獨立自主的生活機能，減輕子女與社會的照護負擔，進而重建高齡者的自我控制感，而高齡者本身也越能享受長壽所帶來的樂趣。

健康的身體是如意人生最大的資源，在老年時期，可以充分掌控自己的身體，不讓它拖累你的夢想與意願。老化現象往往也造成高齡者在日常生活中的不方便，高齡者執行日常生活中許多瑣碎的活動，像是閱讀報紙、談話聊天（知覺及訊息傳遞）、走路、上下樓梯（行動能力）、用鑰匙開門、掏零錢（精細動作）等，都變得比年輕時困難許多。老年人保持自己身體健康的關鍵之一，就是要儘量保持像往常一樣地活動，其中行走、散步就是一項最經濟又最簡單的方式，也是我們在老人福利機構看見老人最喜的一項活動。因為同時可以一面散步，一面與同伴談天，一面又可運動，一舉二得。但千萬一定要注意，要在明亮的、安全的環境下進行，才不致於正面的意義，變成因不慎而導致傷害。避免俗語常說的「年輕賺錢不養生，年老花錢養醫生。」因此，需要有：

表 5-1　高齡者健康身體機能

項目	內涵
靈活的關節	能伸能縮，可以抓癢、可以洗澡，不因僵硬疼痛的關節，限制你的活動。
有力的肌肉	能拉能推，可以提物、可以挺身，不因萎縮無力的肌肉，限縮你的生活。
強健的心肺	能呼能吸，可以爬坡、可以唱歌，不因短促衰竭的心肺，限住你的活躍。
穩定的平衡	能站能走，可以獨立、可以優雅，不因笨拙不穩的失衡，增加跌倒風險。
青春的活力	能笑能叫，可以比酷、可以比辣，不因暮氣低頹的老衰，暗沉你的人生。

（資料來源：作者整理）

Barker（1978）提出「行為場景」（behavior setting），他認為「時間」和「場所」是判別行為場景在何時或何地發生之重要的識別條件，但是人和物件仍是主要的構成要素，人們生活中各類行為與時間、空間、地點常有連帶的固定關係，要瞭解人類的行為應至人們日常生活的環境中進行觀察與研究。導致高齡者行動能力降低的主要原因，是因為高齡者生理機能衰退而無法自主行動，但是又沒有一個替代的交通選擇。這裡所指的行動能力，不單指高齡者肢體移動的能力，而是更廣泛地指高齡者能夠自行前往所需到達地點的能力。和所有年輕人一樣，獨立自主的高齡者也必須擁有充分的行動能力，能夠採買生活必須的食物和日用品，自主地上醫院、拜訪朋友、逛街、看電影，擁有自己的社交和休閒生活。

建立高齡者合理、友善、有效的生活方式。在社區中描繪出整體的生活型態，其中涉及到高齡工作者的個人、家庭以及社會的生活，並且生活內容中的交通及移動的方式與能力，社區中社會關係的互動與滿足、個人健康狀態與照護條件、就業生活品質以及經濟安全等等。老年人多半「不服老、好面子」，因此許多人跌倒之前，都沒有使用輔具的習慣，事實上，老年人只要感覺走路有點力不從心、重心不穩，就應該利用輔具來幫助自己。但輔具也要適合自己才管用，如同開車上路前要做檢查、定期檢修，這些移行輔具在使用前也應檢查，使用時掌握正確的訣竅，才能保障老年人行的安全。

老化與發展是終身的過程，人生早期階段的行為、事件及社會關係，會影響到晚期生命的地位、聲望與福祉。調適（adjustment/adaptation）乃是一種對內外環境變遷的順應過程，隨年齡的增長而導致身心引發持續之衰退老化，即需要有此順應過程，以應生活與健康之需求。因此，必須要有良好調適方能確保身心社會各層面的妥適狀態。因此，生命歷程觀點會因穩定或變遷而造成生命型態的差異。活躍老化是已開發國家面對高齡社會的解決策略，以健康老化及健康促進來提升或協助國人維持內在能力（intrinsic capacity），善用網際網路與購物，以減少照顧人力，並具體落實通用設計環境。適合高齡者的「科技輔具（assistive technology device）」設計，是老人福祉科技中很重要的一環。國內許多縣市都設有身心障礙輔具資源中心，提供特別訂製的身心障礙輔具，也有許多廠商專門製作、銷售身心障礙者或高齡者輔具。然而對以「提升方便性」為主要目的之高齡者輔具來說，另一個可能的方式是利用一般產品，嘗試在這些產品中發現另類的使用方式，以解決問題。此外也可以改良市面上的一般產品，如增進其功能、改善其使用介面等，以解決高齡者的問題。

第二節　高齡者行動輔具的協助

台灣正邁入高齡社會，甚至超高齡社會，但是這個社會從來不教導我們該怎麼變老，或是變老之後的生活應該要怎麼過，如何因應未來高齡社會的各種挑戰，是當前台灣社會迫在眉睫的重要議題。根據 Fougeyrollas et al.（1998）學者所發展的 Life-H（ Life Habits）為活動分類基礎，評估在高齡者日常作息中參與日常活動，包含六大構面：營養（Nutrition）、健康（Fitness）、自我照顧（Personal Care）、溝通交流（Communication）、家庭生活（Housing）、移動（Mobility）；讓社區老人有多樣性的選擇，使社區老人能健康的成功老化與在地老化，提升自我的生活滿意度。

行動障礙是高齡者常見的障礙類型之一，輪椅則是最常見、最重要的行動輔具。許多老人安養院的實際生活應用情境，輪椅是每一位不良於行的老人生活的核心。由未來高齡化社會整體生活情境構思，輪椅除了提供高齡者獨立行動輔助之外，更應思考整合生活乃至健康照護的需求。推動通用設計理念，滿足高齡者的居家環境、公共空間改善需求，應用資通訊科技整合，創造高齡智慧生活；建構資源整合平台與產業群聚，跨域、跨業滿足長輩需求，開發多元熟齡商品與服務，落實食衣住行育樂皆無障礙的友善環境。

高齡者因老化造成的身心障礙，可以靠提供適切的生活環境和輔具加以克服。使用輔具不但能有效補償高齡者身體機能老化或行動受限的能力，也可降低執行日常生活功能的困難度，保持獨立自主的生活機能，減輕子女與社會的照護負擔，進而重建高齡者的自我控制感，而高齡者本身也越能享受長壽所帶來的樂趣。具體方向為：

一、運用通用設計概念，促進生活無障礙

許多輔具的設計也許牽涉到複雜的工程、技術專業，然而在許多實際案例中可以發現，高齡者輔具設計上，工程人員反而只是配角，真正瞭解高齡者需求的醫護人員、子女、照護者、甚至高齡者本身就能設計出簡單合用的輔具。為保障身障者及高齡者公平使用設施、設備的權利，持續推廣公共建設高齡影響評估機制，全面檢視修正建築、空間設計、住宅相關法規、準則及標準作業規範；盤點高齡友善場所，推動友善高齡之空間及大眾交通設施環境，包含軟體與硬體設備，營造無障礙及高齡友善之生活環境。

二、結合科技發展銀髮產業

在高齡者科技輔具的設計開發上，設計者實際瞭解高齡者的感受與需求可能是最重要的。許多高齡者照護機構都經常舉辦「高齡者模擬體驗活動」，提供高齡者相關設施設計者、經營者及服務人員親身體驗「老化」的感受，包括戴上耳塞，體會高齡者聽覺的不靈敏；戴上「老化眼鏡」，體驗高齡者對色覺的變化及白內障的視覺模糊；穿上近十公斤的加重背心，體驗高齡者身體姿勢的變化；手肘及膝蓋包覆三角巾，對關節負荷加重，使行動緩慢、不靈活；腳上綁靴型加重帶，在踝關節半固定下，體會高齡者走路的難度。運用

大數據資料分析，掌握高齡者生活各方面的特殊需求，結合科技發展智慧生活，研發食衣住行育樂養生等高齡導向產品；透過產業群聚，發展銀髮商圈或高齡生活機能圈；打造台灣成為高齡產業的研發中心，鼓勵研發科技與高齡照顧相結合的輔具產品，協助提供優質照顧，或是協助照顧服務員提供更客製化的專業服務，進而透過科技創新研發，發展產業並擴大經濟規模，以滿足國內外更多高齡市場的需求。

高齡者科技輔具的設計開發與一般產品設計程序最大的不同，便是強調使用者（包括醫護人員、子女、照護者、以及高齡者本身）的實際參與設計過程。年輕工程人員往往很難同理於高齡者的真實需求，使用者的問題、需求、乃至於解決的方法，反而往往都是使用者所提出的，工程人員只是根據這些需求構想，以工程方法實際設計輔具。使用者在輔具研發過程中持續參與，提出使用上的問題與新的需求，將有助於設計者瞭解使用者的真實需求並提高產品的實用性。工程人員當然也可已經由前述「高齡者模擬體驗活動」，實際體會高齡者的狀況。在高齡者科技輔具的設計上，高齡者對科技的接受度可能是最重要的思考。一般的經驗裡，高齡者對新科技的接受度比較低，主觀上比較排斥使用新科技，許多研究也證實，高齡者在適應新科技時比較緩慢，通常需要比較多時間學習使用新科技。

世界衛生組織於二〇〇二年提出「活力老化」核心價值，認為欲使老化成為正面經驗，必須讓健康、參與及安全達到最適化狀態，提升老年人生活品質，這也是目前國際組織擬訂老人健康政策的主要參考架構。有效推動高齡者健康促進學習過程將對高齡期的活躍老化有很大幫助。「在地老化」（aging in place）政策目標被許多先進國家列為長期照護政策遵循的指標，豐富以社區為基礎的醫療及社會服務，整合性長期照護服務方案：包含基層、健康、社會、居家及交通等服務。「活躍老化」，主要的要素有三點：身體上和功能上的健康、高度認知能力、主動參與社會，這些是維持原有社會關係最佳的方式。除公衛部門努力確保較低的得病風險與失能機率外，更重要的是自我的努力，要保持對社會的接觸並參加生產性活動。

全面性的老人日常作息應包含日常活動及具社會角色活動的結合，更廣泛性的探討老人的日常生活活動。高齡者健康良好的行動能力將增進個人與群體的的社會互動，透過參與社會的機會與權利，維持與社會接觸及參與，可以使生活得到更多的滿足，人格特質是漸進發展，在中年期所從事的活動是影響老年生活的重要因素，若能延續中年期的活動及角色，將豐碩的智慧、經驗和能力奉獻社會及服務社會的機會肯定個人自我價值，從這種互動及投入的過程中，滿足老人們的需求及抒解生活壓力，而參與活動種類數的高低對生活品質有正向影響。老年人身心社會特質或問題所隱含的內容與變化多重而廣泛，且由老年人在健康本質上的弱偏向，所有對於一般人不利之健康因素，老年人均無法例外。高齡者因前庭器官的平衡感覺變差造成本體感覺的機能退化，使高齡者容易跌倒與步伐變慢，形成生理機能退化，往往造成心理上的意識老化；而心理上的老化，使其不喜歡運動。為便於交流因地制宜，預防老人跌倒，並減低跌倒造成的傷害，以落實在地化社區照顧的理念。從科技面來看，如何應用各種科技輔助，開發適合高齡者使用的科技產品、服務以及生活環境，使得生理機能漸趨衰退的高齡者仍然能夠健康、舒適、安全地享受生活，是非常值得重視的重要課題。使用行動輔具要領為：

表 5-2　高齡者移動輔具的運用

項目	使用前檢查	移行時注意
手杖	1. 檢查手杖、助行器末端的橡膠墊是否磨損，若有，應立即更換，以免使用時打滑。 2. 伸縮式手杖調整高度時，必須確認腳管的彈扣有卡入定位。	1. 用較有力的手拿手杖。 2. 行走時，未拿手杖的那隻手盡可能隨時抓握身邊的扶手設施。 3. 上樓梯時，以有力的腳及手杖先上；下樓梯時，則是讓較無力的腳先下。
助行器	1. 助行器的適當高度，是老人穿鞋子站立時，雙手自然下垂，握把在手腕的位置。 2. 使用帶輪式助行器者，應檢查煞車功能是否正確。	1. 老人行走時速度要放慢。 2. 老人行進間保持眼睛看前方，而不要盯著自己的腳行進。 3. 助行器的腳管必須四腳皆垂直著地，以免翻倒。
輪椅	1. 檢查輪椅的煞車性能，輪胎胎壓、腳踏板與安全帶有無鬆脫等安全性問題。 2. 定期在輪椅轉軸上潤滑油以及清除附著於轉軸上的異物，以免推動不便。	1. 老人坐輪椅時，臀部應緊靠椅背，以免重心不穩而翻覆。 2. 推動輪椅的速度要穩定，不能快速轉彎；輪椅停住時，要拉兩側手煞車。

（資料來源：作者整理）

高齡者因自然的衰退老化現象，以及種種健康功能病況的剝奪，使得老年人在感官上的減退、行動上之遲緩或不便、平衡上的失調、社會適應的不良、以及異於平常的情緒與行為型態，因老化導致身心障礙的趨勢則相當明顯。老年人的身體機能衰退，因此在進行活動前，家屬應事先告知醫師，以了解身體的疾病狀況（高血壓、心血管疾病、糖尿病、氣喘），並且須清楚藥品使用的副作用，尤其某些藥品會產生暈眩或是沮喪、疲勞、虛弱等症狀，這些都需要事先了解，在一般性的身心健康功能及照護問題之外，須加以重視並且兼顧生活的自主性。

第三節　高齡者健康行動的要領

人類進入二十一世紀的世界潮流主要特徵之一，就是人口結構老化，老年人口的快速增加，向「老年型」人口發展。老年型人口是一個靜態指標，顯示某一時點上人口總體中老年人口比重已超過一定的界限。老年人口比例越來越高，預估二〇五〇年全球將有二十億老年人，占總人口百分之二十一（United Nations,2001）。年長者感官器官明顯變化，心臟會隨年紀越大重量越大，應付緊急狀況的能力也跟著降低。若無任何心血管疾病，收縮壓會隨年歲增長而稍微上升，但舒張壓並不會增加。生理的衰老通常會導致行動上的不便，如走路需人攙扶、因老花或白內障而視力不佳、重聽等。老年人因自覺「年紀大，什麼都不行了」，而退怯、減少社交活動、不想嘗試新的事務。急遽或強力的勞務和運動對不適應的高齡者的心臟功能會造成負擔，循序漸進的中等程度運動較為適當。過街的時候常常會碰到紅燈止步而急切萬分。

成功的獨立生活需要高齡者有能力進行「工具性的日常生活活動（Instrumental Activity of Daily Living, IADL）」，像是用藥或自我健康管理、自行操持家務、為自己準備營養的飲食、乃至於理財等；此外作為一獨立存在的個人，活躍的高齡者也需要有意願接受新的挑戰，例如參與社團、安排休閒或旅遊、進行終身學習活動等。

高齡者照顧問題，在現代社會中的迫切性也更加凸顯。就高齡者而言，因老化帶來身體機能衰退導致生活模式、心理和社會互動必須被迫改變；就照顧者而言，家庭照顧人力資源和社會資本都受到衝擊。因此如何因應高齡者的照顧需求，讓高齡者得以在有尊嚴

表 5-3　建立高齡者自主行動的要項

項目	內涵
加強平時保健	1. 多做運動增進肌力、心肺功能，降低跌倒的可能性。 2. 對平常使用的慢性病藥物的副作用應有清楚的瞭解。
居家環境改善	1. 活動空間的改善：保持走道暢通，浴室及廁所地面隨時保持乾燥。 2. 加強照明：樓梯、走道、臥室等，夜晚應留夜燈。
適當生活用品	1. 衣著儘量採用棉質、通氣佳、大小適中。 2. 由專業人員依老人身體功能狀況調整使用的手杖、助行器、輪椅等。

（資料來源：作者整理）

又獨立自主的生活原則下，解決日常生活的依賴需求，是高齡化社會的重要挑戰。

因為歲月的痕跡使長者生理機能的變化隨著年齡日益明顯。

「無障礙環境（accessible environment）」設計是指調整建築設計思考，不再以生理、心智能力最為強勢的單一族群需求為唯一的考量目標，而將社會中各類族群的特殊需求，均納入為建築設計上應考量的因素，讓社會上身心障礙者（也包括其他行動障礙者，如老人、孕婦、因疾病暫時不便者及意外傷害者等），都能和一般人一樣，安全而方便地使用各種環境。建築物和公共空間無障礙環境的設計，如導盲磚、點字設施、語音系統、側牆扶手、輪椅坡道、無障礙電梯、無障礙如廁設施等，在相關建築法規中都已有規範，現今的建築物及公共空間中也已普遍實施。

高齡者對交通工具的需求和期待，包括舒適、可靠、即時、能夠提供從定點到定點的服務，且有足夠彈性根據個人需要改變行程，這些期待也正是自用汽車所能提供的方便性，對高齡者來說，駕駛自用汽車仍是最好的選擇。因此在解決高齡者行的問題上另一個思

表 5-4　高齡者生理機能的變化

項目	內涵
腦部	為身體老化最快的部分。腦細胞約一六〇億個，但過了二十歲之後平均每天會死十萬個腦細胞，不會有新的腦細胞來補充，並且會沉積程度不同的脂褐質顆粒。腦細胞如果經常利用，譬如看書、寫文章、思考等等，可以延長腦細胞的生命。維護腦的健康包括；營養均衡、避免吸收毒物性物質；血管問題的預防，如動脈硬化或維生素 C 缺乏引起的為血管脆裂，控制產生毒性產物的疾病；保護頭部免於創傷。
反射	老年人反射通常較遲緩，極端的壞情況可能為一病兆。故老年人不適合開快車，容易肇生事故。但健康良好及反覆練習應可克服可能的老化效應。
神經	神經傳導在老年人反應的正確度低，但尚能運作準確，過於嚴重的情況應考慮一或多種病態。其老化因素類似腦組織，種種的抑制劑（酒精和某些藥物），營養素（胺基酸如色胺酸、酪胺基、膽鹼和某些維他命）與興奮劑（尤其是咖啡因）均影響著神經的功能。
記憶	年輕人與老年人作 WAIS 測驗時，老年人得分低，但 WAIS 偏重現代教育所傳授心智能力及技巧而會引起偏差。應使用日常生活智慧之測驗，瞭解一般法律用辭，社會福利，則中年老人得分比年輕人高。再者，同一人逐年多次受制，智慧在相當年齡仍尚良好。記憶力方面，老年人的近期記憶差，但遠期記憶不受影響。

（資料來源：作者整理）

維是：如何藉由各種科技的輔助，讓高齡駕駛人能夠延長安全自行開車的時間。除了汽車的科技產品之外，科技對高齡者使用大眾交通工具也有機會提供很好的輔助。

老化會使身體的各項機能衰退，隨著年齡的增加，中老年人罹患慢性病的人口也會增加。根據國民健康局「台灣中老年身心社會生活狀況長期追蹤調查」的資料顯示，六十五歲以上的長者，近九成有一項慢性病，其中常見慢性病的種類的前五項包括：高血壓、心臟病、糖尿病、骨質疏鬆症以及關節炎。根據最新研究調查顯示，缺乏運動會使高血壓、冠狀動脈疾病、骨質疏鬆症與糖尿病等慢性病發生率增加，顯示適度的運動對於維持高齡者日常生活健康狀況，有正面的幫助，倘若因缺乏適當運動導致罹患慢性病，也會造成心理層面及身體活動功能的限制，進而影響日常生活功能的獨立性，減少許多社會活動參與的機會，造成生活品質的下降。

防範跌倒則可給予基本衛教，安排相關防護措施；防護上應考量整合方式，包括健康生活型式，疾病控制與服藥，運動，改善環境等多項。

表 5-5　防範高齡者跌倒的防護措施

項目	內涵
健康生活型式	健康的生活包括作息正常，早睡早起，營養充足，精神充沛，戒除不良生活習慣（如菸酒使骨折相對危險性增高）。在從事娛樂時，應避免不當飲酒，及太晚就寢，影響隔日作息，及意識不清，增加跌倒機會。
正確的保護常識	1. 如搭乘公共交通工具時的安全守則，正確食衣住行的基本守則等，如步行穩當，不可太急，隨時保持有空出的手，注意四周的保護設施，洗浴後要等肥皂泡沫沖乾淨後，才可在浴室內移動，不宜突然轉身。 2. 夜間起床如廁時，應注意是否清醒，下床前應先確定清醒後才可下床。 3. 若電話鈴聲響起，不宜急於起身去接電話，以免失去平衡，可戴著行動電話便於接聽，並備不時之需。
衣物合身	不合適衣物會影響行動安全，如太長、太短、太緊或太鬆的褲子可能會自行絆倒。
穿用合適鞋子	1. 使用止滑鞋墊，穿低跟鞋，鞋底用橡皮材質。太老舊鞋子，鞋底部已經磨平，拖鞋鞋底太平滑，或穿襪子走路較會跌倒，尤其在光滑打腊地板上或樓梯上更是如此。 2. 年紀愈大原本行動力就會逐漸變差，再加上不適合的鞋子會更影響行動的方便。長者們最好在選鞋子時選腳掌及腳後跟手伸進去有一到二公分距離的鞋子，像腳掌鞋底厚度一公分、後跟高二公分的鞋子，走起路來舒服又踏實，鞋子底部前面高後面也高的，穩定度也較不好，長者容易摔倒。

項目	內涵
適合運動	身體活動和體適能可降低發生骨質疏鬆症和骨折的危險，並且可減低相關傷害，團體運動治療方案更有利於改善，以減少發生跌倒機會。以緩和運動為主，每天從事中量運動至少三十分鐘，如太極拳，伸展體操、散步、騎固定式腳踏車，游泳等，但應注意游泳池地板濕滑及相關安全，如雨後土質鬆動，行走時應步步為營，或使用拐杖支撐，尤其是在潮濕光滑地面上行走時，以減少跌倒。
平衡訓練	遵循醫師或物理治療師指導的運動，平衡訓練，姿勢訓練，活動的調整等，以改進肌肉力量，平衡和步態功能，及運動（如太極拳）的治療。
改善家居環境	改善家居環境最容易發生跌倒的地方，浴室及廚房要保持乾燥及整齊，如浴室內應改造成無障礙空間，設置夜燈，保持明亮，地板不可光滑，可在浴缸內放置橡皮墊子；必要時可坐在堅固塑膠浴室椅上洗澡，毛巾架不可作為代用扶手，應加裝特殊握把或扶手供抓握。
改善公共設施	戶外活動也會增加跌倒機會，應特別注意。適當改善公共設施，增加宣導，可有效減少戶外跌倒危險性。戶外常發生跌倒的場所包括積水或天雨路滑地面，清洗中地面，光線不明亮場所，不熟悉環境，如公園等，移動中物體，如公車上，飛機上，樓梯，尤其是沒有扶梯或扶梯鬆動者，及凹凸不平地面等。在這些場所應標示安全指標，提醒老年人注意防範跌倒。
居家安全	應檢視家中相關設備，並適當改造，加裝安全設施，以提高安全，原則上應清除雜物或空間障礙，增加照明，減少引起跌倒設施，提供保護措施，注意常用物品應放在固定位置，高度適宜，以便利取用，避免登高拿取。
疾病控制	改善身體上的功能障礙，心理上的障礙，每年接受身體和眼睛檢查，尤其是評估心臟和血壓，予以適當控制，如白內障，姿勢性低血壓治療，心血管疾病的治療，及其他疾病如糖尿病的治療等。依情況需求安排日間醫院，護理之家，一般科醫師，職能治療或物理治療，驗光師，社工人員及提供必要設備。
正確服藥	藥物調整依病情需要而定，應依時間服用，並評估服藥後血糖及血壓變化，以免因為頭暈而跌倒。詢問藥師有關服藥的副作用，特別注意頭昏或暈眩，頭重腳輕，嗜睡，平衡功能障礙，或協調功能失常，減少跌倒機會。日常用藥不可過期，並適當記錄，提供醫師參考。藥物須明確標示，放在明亮地方，依規定服用。

（資料來源：作者整理）

包括家居環境和公共場所環境，以減少發生跌倒。跌倒大都發生在家中，改造家居環境可使跌倒減少百分之五十，因此修改居家環境相當重要。如果有糖尿病患的患者因為末梢神經不靈敏，又加上傷口就不易癒合、容易遭受感染，嚴重時還可能截肢，有疾病的長者更無法承受腳步的壓力，所以要選購長者的鞋子時要更加留意。

第四節　高齡者健康行動的作為

Baltes 與 Baltes（1990）認為老化歷程中個人行為的改變可以透過高齡者自我目標的調整與社會比較，再透過教育、動機、科技等策略或輔助，使其仍能擁有較佳的生活滿意度及自我觀點。該模式所蘊含的三要素如下：

表 5-6　高齡者行為的改變模式

項目	內涵		
選擇	隨著生活經驗的積累，不同的生命階段也會有不同的個人目標。	主要目標	指當個人的能力與資源較多時，個人可以依自己偏好選擇特定的目標；如當個人身體功能尚未退化時，個體可以選擇爬山、跑步等方式，維持身體健康。
		次要目標	當個人的能力與資源流失或不足時，個人也可以選擇其他替代的目標。但當個人膝蓋受傷後，個體僅能選擇唱歌等靜態方式，來保持心情的愉快，以彌補身體功能的退化。
最適化	最適化則是指達成個人目標的方法。如上述例子「爬山」、「跑步」、「唱歌」等都是完成個人目標的方法。		
補償	補償是改變方式以完成個人目標。如個體想要完成知識更新的目標，但因為眼睛功能已經退化，無法看書時，個人可以藉由「聽」錄音帶的方式來取代書本閱讀。		

（資料來源：作者整理）

老年人發生跌倒次數和傷害嚴重度隨年紀而相對增高，常會引起頭部外傷甚至死亡，其他如骨折（腕部、脊椎、肩部和髖部等），扭傷及挫傷等，許多人在跌倒後活動力變差，失去自立自主能力，甚至需要住院，或住在護理之家以度晚年，可見跌倒是威脅老年人生命及健康的元凶。

引發跌倒的因素分為環境因素和個人因素。環境因素如有障礙物的地面、不平的地面、光滑積水路面、光線昏暗場所等；個人因素則包括運動功能變差、跌倒時保護反應變慢、罹患影響行動功能的疾病，如視力障礙、失智症、服用藥物、中風或帕金森氏病（症）等，都會增加跌倒機會，對此皆應審慎評估，適當改善，以期預防跌倒。此外，骨質脆弱，跌倒及撞擊力大小，乃是決定骨折的重要因素，平日除保健骨骼和體能外，更應小心防範跌倒，才可減少跌倒造成骨折的危險性。

基本上，要預防跌倒的發生，應執行周詳計畫以減少危險因子方可奏效，包括：注意個人疾病保健、指導用藥、矯正知覺障礙、改變生活行為、營養、從事復健治療、指導正確使用輔具／護具、運動課程、平衡訓練、改善居家及公共環境、增設防護設施等，其次，評估與治療骨質疏鬆症也很重要，如補充足量鈣和維生素D，使用藥物治療或髖部保護墊，能夠如此，才可有效避免意外傷害和骨折。

家是高齡者生活的重心，也是高齡者最容易發生意外的地方，如門檻、樓梯、浴室、廚房都是容易發生跌倒、墜落等意外之處。因此在居家裝潢的設計上，地坪高度應儘量一致，採用防滑地磚，或在室內可穿著具防滑功能的拖鞋；階梯之間的高度對一般人不是問題，但對高齡者可能落差太大，可使用半階樓梯輔具，減少階梯

表 5-7　增進高齡者行動保健作為

項目	內涵
有氧運動	散步、騎腳踏車、爬樓梯、游泳等運動，都具有效果。考量老年人的體力，適度的進行，只要能達到臉紅心跳的程度即可。在心跳速率增加，而且有一點喘的運動強度下，持續進行四十五分鐘以上，每週至少三次，連續進行八週，能夠明顯改善失智及情緒的症狀。
重量訓練	在健身房的設備與專業體適能指導員的輔助下，舉重與肌力訓練能明顯改善失智的症狀。雖然在家裡並不是都有這些專業設備與人員，還是可以進行較為簡易的重量訓練。讓老人家坐在椅子上，以雙腿緩慢抬起裝滿水的大型保特瓶，再緩慢放下，進行八次後休息三分鐘。如此重複五次。雖然看似麻煩，然而有照顧者的鼓勵與陪伴，能夠增進老年人的信心，更讓老年人願意參與運動。
健走散步	在進行散步的過程中，讓長者自行攜帶飲用水，拿在手上，散步時可同時揮動手臂，或是做出舉啞鈴的動作。看似簡單的動作，亦能達到阻力訓練的效果。坊間亦有彈力帶的器材，具有使用簡單、價格便宜的便利性。
平衡訓練	老年失智症患者較正常老年人有更容易跌倒。平衡訓練能夠強化肌力、增進動作協調性，進而減少跌倒的機會，降低骨折的傷害。太極拳、外丹功、瑜伽等運動，可以訓練老年人的平衡能力，更能提供有氧運動與重量訓練的助益。

（資料來源：作者整理）

間之落差；此外如果沒有扶手，高齡者基本上不可能自行上下階梯，因此階梯、走廊等部分必須加裝手扶杆，加強照明設備或安裝壁燈。

規律運動具有預防疾病及增進健康的效果，從事運動時，老年人應該依據個人身體功能與體能狀況設定計畫。正確的運動與保健，將能有效改善健康的情況，不但可以降低醫療與照顧的費用，也可提升長者的生活品質。為達到運動保健的效果，可以考慮。老人在行走，應考慮生理與物理性角度。特別強調老人在行走與移位時一定要慢半拍，不宜太快以防止跌倒。同時行走或散步是老人最適宜的最佳運動。針對高齡長輩，特別是上半身較肥胖者，可以考慮枴杖、手杖或助行器使用，讓下肢關節分擔上半身重量，以增加步態的穩定及降低跌倒風險。

表 5-8　高齡者行動的注意事項

項目	內涵
走路靠邊	外出走路時，雖然不一定要靠右走，但必須靠路邊走，也要注意道路上來往的車輛狀況，尤其需要注意後面來車，如發覺有異聲應立刻轉身看清楚才安全。
使用騎樓	上街走騎樓可以避開複雜的人車爭路的路況，但是走騎樓時，會有路面高低不平，或有部分住家、商店放置東西或陳列商品等阻礙通行的情形，所以要特別小心。
活動安全	運動安全場所到公園內運動確實比較安全，但也不宜在散步或運動時妨礙到他人，所以應該尋找一處不影響他人的地方做體操或運動比較恰當。
人行步道	運動或散步進入公園時，儘量走人行步道，不要踩踏草地，因為草坪地面不平，或是泥濘濕滑，容易跌倒。
交通安全	1. 走路中若看到「禁止行人通行」標誌時，絕對不可以從該處穿越道路。通常禁止行人通行的路段都是交通比較複雜又危險的位置。所以應該遵守規定，不但可以確保自己的安全，也不會因而導致他人的危險。 2. 公園內同樣也有潛在頗多危險因素，例如有些人會騎腳踏車進入公園內，所以在公園內走路仍需要注意周邊的交通安全。
穿越道路	要穿越道路時，遇到劃設有行人穿越道的路段，一定要利用設在岔路口處的行人穿越道通過，利用交岔路口行人穿越道穿越道路時，要記住遵守交通號誌，行走標線範圍內，以垂直於路邊直線方向穿越道路。不可以因為人多，就走出標線外，更不可以斜向穿越，以避免發生交通事故。
穿著衣物	夜間或清晨光線昏暗，影響視線，用路人（行人、駕駛人）彼此間都會受到影響而無法看清楚周圍狀況。尤其在下雨天的夜晚或清晨，路面積水，汽車照射的光線被反射，因而看不清楚。所以，老人外出時，最好穿著較鮮明顏色的衣服，或將反光材料貼於衣服，或手持小手電筒，就能讓汽車駕駛人能提早發現，以免被車衝撞。
雨天行走	下雨天老人習慣撐雨傘，穿越道路時，雖然人走在行人穿越道上，但左側仍有很多車輛會快速從自己身旁通過（「擦身而過」），所以，一定要注意雨傘不能受風雨影響而遮住自己的視線。另因視線較差、路面又滑，必須特別注意腳下的路況。

（資料來源：作者整理）

結語

健康是個人實現潛能狀況，是一種不斷轉變的動態的過程，不只是身體，還包括感覺、心智、靈性方面達到最佳狀況。終生的交通是高齡生活的基本需求：能從一個地點旅行到另一個地點的能力，對日常生活是十分關鍵的。個人做他所做的變成他想要的，達到全人的最美滿程度。高齡者因老化造成的身心障礙，可以靠提供適切的生活環境和輔具加以克服。

第六章　高齡者的終身學習

前言

健康促進旨在使個人增強與掌控自身健康的能力，提升其生活品質，而介入的作法包括改變個人的健康行為，例如飲食與運動、創造健康的環境、以及改變對健康的文化態度與期望，此一照顧理念，主宰著二十一世紀的老人照顧行動。追本溯源，美國在一九七一年召開白宮老化會議，開始重視高齡教育的迫切需求。由於美國高齡教育是以成人教育為基礎所發展而來，故多汲取成人教育作法，才逐漸成為獨特型態與運作方式。高齡教育必須獲得的身心健康與社會活動之基本之能，以其老人在社會化有良好適應，它是終身教育的一環，也是高齡者應享的基本權利。

D.A.Pterson 認為老人教育是一種投資而非消費教育可幫助老人瞭解社會變遷、預期變遷和應付變遷；亦可使老人瞭解其身心的變化過程，更可幫助老人學習扮演新角色的技能。

第一節　高齡者終身學習的意涵

隨著醫療技術與生活水準的提升，我國高齡人口逐年增加，已成為高齡社會。在全球化潮流之下，終生學習乃是各國努力發展的重要趨勢，終生學習除了提升社會每一份子平等學習的機會之外，更是老人再教育、再成長與社會參與的良好機制。二十世紀八〇年代，隨著有些國家陸續邁入高齡社會，對正向老化的研究才漸漸增加。揆其興起主要因素，約有人口高齡化趨勢，引發老年問題。現代化社會的建構來自於社會發展的原動力，其內容則係一般民眾及該社群普遍具備下述特質，方能促使社會發展達成人類期待的方向：

第一、能擁有強烈的向上意願。
第二、優良且建全的國民素質。
第三、國民具高度的成就動機。
第四、適當選擇社會發展策略。
第五、具體擬定社會發展計畫。

這些特質均有賴教育的啟沃而達成，正如波普爾（K. Popper）所言：「假如物資型態的技術系統毀滅了，而精神型態的知識系統和人的學習能力還保留著，則仍然可以重建人類文明。」近年來「教育提升」的理念，在社會各界的共同參與和期盼下，正熱切的推動著：回流教育、終身教育、普設社區學院、推動在職進修等等，所形成的「終身教育」帶給國家的是提升二十一世紀的嶄新風貌，帶給民眾的是未來的希望。

老化已是一個不可逆轉的動態過程，透過教育，高齡者才能夠與時俱進地學習進行自我老化管理，延續舊有的經驗，成功適應因著老化而來的新生活及對新角色的詮釋，同時，還可了解到生命不只是生理現象，且應有著更為高層次的領悟。Dench & Regan（2000）認為中高齡者，不論在正式及非正式學習過程中，更能提高生活滿意度、個人自信、社會參與及更好的健康狀況，更重要的是參與活躍老化學習可使頭腦更加活躍、更能接受環境的挑戰。所期望建立的是：

表 6-1　終身教育的目標

特質	內涵
提升個人生活素養	經濟富裕過程的人文關懷，最基本的就是要提供國民均等的教育機會及全人發展的理想環境，來幫助每一個人開發其最大的潛能，實現其人生的理想。
隨時提供教育機會	學校教育在每個國民的學習歷程中，雖然扮演最重要的角色，卻只能幫助個人完成人生全程中階段性的學習，並不等同於終身教育。推展終身教育，即建立起廣泛學習的社會成為積極朝向全面性及前瞻性的發展方向。
能從閉鎖朝向開放	民眾受教育的機會完全取決於能力，一個有能力者、勤奮者和學業成績優良者，即有接受教育的機會，而不受其出生地位、社會階級、性別和種族的影響。在富裕社會、資訊社會、開放社會及開發社會來臨之後，世界上進步的國家紛紛邁向學習社會。

（資料來源：作者整理）

排遣老年人寂寞最好的方法乃是藉由參與教育與學習活動，建立新的人際關係，獲致精神慰藉，以滿足社會互動的需求。終身學習興起，關注老年人權；各國制訂相關政策，活潑高齡學習活動；老年學研究的成果，深化高齡教育發展等最著名如美國的麥克阿瑟基金會（John D. & Catherine T. MacArthur Foundation）著眼於老化的正向觀點，希望能夠從基因、生物醫學、行為、社會因素等方面來探究老年生活的能力與功能（Rowe & Kahn, 1987, 1997, 1998）。Baltes & Smith（1990）發展出智力雙重過程論，將人類心智能力區分為基本機制與實用機制，前者是相當於電腦硬體部分，在生命發展中，會有流失的現象，而後者為具變動性的軟體部分，與生活經驗有關的實用層面，卻會伴隨逐漸增長的年齡、實際生活經驗、持續的學習而增加。

「現代社會資訊發達，知識領域不斷擴充，學校教育不足以提供個人終身的需要。個人在各種環境及機構中學習，各種型態的學習與學校教育相互統整。終身學習的理念認為，經由自發而有意識的選擇學習機會與方式，可使個人在急速變遷的社會中，不僅具備適應環境的能力，且能充分發展潛能和促成自我實現。」終身學習主要是在強調學習是終身的事，不僅在學校中學習，工作中學習，到老退休後仍要繼續學習，因為學海無涯，想要豐富自己的人生，過更有意義的生活，就要善用時間，透過各種管道來做學習。

人口結構老化與勞動力高齡化，是二十世紀所面臨最嚴峻的挑戰。高齡化過程中所必須獲得的身心健康與社會活動的基本能力，以其老人在社會化有良好適應，它是終身教育的一環，也是高齡者應享的基本權利。高齡教育的興起，約在二十世紀七〇~八〇年代，為因應大量第三年齡人口的教育需求。「高齡教育」（senior citizen education）係指針對長者，提供其有組織且持續性的教學，透過傳授生活中各種知識、技能和價值的活動，藉以建構及重構其認知和情意世界。從高齡者的教育觀點來看，高齡增能（empowerment）教育的實施其實就是一種經濟的投資，日後高齡者的養護費用不僅因而減少，甚至可達到提升個人與整體社會福祉的雙贏效果。法國在一九八五年六十五歲以上人口已逾百分之七，是全球第一個步入老年型的國家，亦為高齡教育發生最早的國家，第一所實施高齡教育的「第三年齡大學」（The University of The Third Age）於一九七三年在杜魯斯（Toulouse）設立。因而產生出各種不同型態的高齡教育。高齡教育即在協助高齡者持恆的學習，受教育，統整其生活經驗，並形成一套個人的隱性知識系統，擁有高齡智慧。強調學習權是老人基本人權以來，從聯合國歷年各次擬定國際老人節的主題，可具體而微地窺見其符號意涵，包括：

「建立不同年齡，人人共享的社會」（一九九九）

「讓老年人融入到發展進程中去」（二〇〇二）

「任何年齡都有未來」（二〇〇四）

「新千禧年的老年問題：重點在貧困，老年婦女和發展」（二〇〇五）

「提高老年人生活質量：促進聯合國全球戰略」（二〇〇六）

「關注老年問題的挑戰和機遇」（二〇〇七）

「為老年服務與老年人社會參與」（二〇〇八）

「慶祝國際老人年十週年：建立不分年齡，人人共享的社會」（二〇〇九）。

終身（life-long）的字義，為「延續一生」（lasting during one's whole life）及「從生到死」（period between birth and death）的意思。「終身」為「人之一生」。「終身學習」乃是指「終其一生不斷學習」，終身學習的理念從二十世紀二〇年代就受到重視。一九九六年聯合國教科文組織報告書《學習：內在的財富》，也強調繼續教育在二十一世紀中的重要性。能夠落實終身學習的人具有以下的特質：

一、具有終身學習的理念作為。

二、具備終身學習的人格特質。

三、具有獨立及自我學習能力。

四、能夠參與各種形式的學習。

表 6-2　高齡者終身教育的概念

特質	內涵
H.Y.McClusky	老人教育的實施可以保護與改善老人的情境，有助於福利社會的實施。
D.A.Pterson	老人教育的目的在擴增與應用有關老人以及教育領域既有的研究成果，以擴增老人的生活領域，提升老人的生活品質。
林美和	老人教育的目的在擴增老年人的知識與技能，以增進其應付問題與適應社會的能力，始老人接受當前社會態度與政治結構所賦予的的社會地位，或政治結構地位。
黃富順	老人教育的目的是促進老人在知識、態度、價值和技巧上的改變。

（資料來源：作者整理）

終身學習的旨趣是在使每一個人在人生的每一個階段，都有適合其需要的教育機會，在縱向而言，包括家庭教育、學校教育與社會教育的銜接，在橫向而言，是正規教育、在職教育與非正式教育的協調。

綜合以上學者的意見，可歸納出高齡者教育的目的為：

第一，保護及改善高齡者的環境並擴增高齡者的生活領域；

第二，提供高齡者社會參與的機會；

第三，幫助高齡者的自我實現；

第四，促進高齡者在知識、態度、價值和技巧上的改變；

第五，增進其解決問題與適應社會的能力。

第二節　高齡者終身學習的策略

教育具有很多的功能，社會常常獲得很多進步，長久以來，人類以學校教育來提供個人一生所需要的知能，人生的學習活動終止

表 6-3　終身教育的實施

特質	內涵
工藝技術	知識是人類進步的泉源和標誌，從運用簡單的傳統技術轉而應用科學知識，文明的階梯是用知識鋪砌而成的。
農業生產	新興國家的農業專家需要由健全的教育機制培養，以協助從自給自足的耕作轉為農產物的商業生產。
產業品質	從人力及動物力的運用轉而應用機器的力量，由農莊鄉村漸漸趨向都市化，包括手藝、科學、持家及職業方面的技能，在這些技能中，學校幫助個人維生，並且培養個人參與職業的能力。
社會生活	將之與當代生命科技與前瞻性生命科學等領域之研究相結合，從而培養具有人文素養、文化內涵、國際宏觀、批判思考，與倫理關懷的現代公民。

（資料來源：作者整理）

於學校。但自科技發展以來，此種前端結束（front-ended）的教育型態，已不能因應當前社會情況的需要。這些衝擊使個人與社會關係日益密切，同時終身教育的主要目的，是使所有的人都能夠獲得適當的生活水準。

隨著新世紀的來臨，國際間的動態競爭勢必愈演愈烈。無論先進國家，或開發中國家，均致力於經濟環境的改善與人力素質的提升。正如，一九九六年聯合國科教文組織（UNESCO）所強調的：未來人類要能適應社會發展，需要進行四項基本的學習：學會認知，學會做事，學會相處，學會發展。邁向開發國家的主要挑戰，在於是不是能夠提高人力素質，國家競爭的動力，來自於人力素質的不斷提高，透過個人不斷的學習，可以持續獲得新知識，學習新技能，建立新觀念，激發新潛能，使全人得到圓滿的發展。而人力素質的持續提高，則有賴於教育機會充分而永續的提供。推動以終身教育為主體的教育，用以提升生活品質，並適應多元化生活的需求；亦即將「個人、生活、志業」作有效的統合，以發揮人的潛能。因此，

表 6-4　老人教育的功能

項目	內涵
對老人本身	1. 學習新知識，接受新事物，強化個人適應社會生活的能力。 2. 啟發自身潛能，追求自我實現，享受閒暇生活，獲致精神慰藉。 3. 老人教育可幫助老人瞭解疾病的發生原因及預防知識，治療方式，以維護老人的健康。 4. 發揮「退而不休」的精神，追求「老有所用」的境界。 5. 提升高齡者自我管理的能力。
對社區家庭	1. 經由老人在學習過程中，加強與家庭成員間之接觸，可減少「代溝」，增進家庭和樂關係。 2. 經由老人的學習成效和輔導功能，可協助老人再就業或創業自力更生，減少社區家庭對老人的經濟負擔。
對社會發展	1. 高齡者教育可使得人力資源再開發，達到「人盡其才」的目標。 2. 高齡者在高齡化社會發展中是不可忽視的一股力量，可藉由高齡者教育提升國家生產力。

（資料來源：作者整理）

在回應此種情景下，「終身學習」成為教育發展對應社會變遷的主要目標。

邁向現代化社會的主要挑戰，在於能夠提高人力素質，而人力素質的持續提高，則有賴於教育機會充分而永續的提供。因此，這項「希望工程」考量個人志業發展的需要，以建立學習社會，代替以學校教育為唯一學習管道的教育體制，是未來社會必然發展趨勢。

隨著經濟生活富裕之後，人們將尋求精神的充實與全人的發展。充實精神與發展全人的最佳途徑是學習。教育不應侷限於短暫的時間，而應該實施「終身教育」的理念。建立學習社會是教育的願景，也是社會發展的理想，其目的在求個人自由而有尊嚴的成長，社會多元而有秩序的進步。學習社會不僅是社會的產物，同時也是引導個人成長的必要途徑。

表 6-5　高齡者終身學習的要領

項目	內涵
人力資源的再運用	1. 就地取材：課堂之餘也能發揮所長，老師即是學員，學員即是老師，老人共同教學相長，相得益彰。 2. 成立陣容堅強的顧問群：邀請老人擔任顧問一職，以利經驗的傳承。 3. 志願服務的推展：利用課餘之間關懷獨居老人，以同樣時代背景的經歷，給予獨居老人感同身受的同理，把愛傳出去。
課程規劃適切完整	1. 活動不打烊：採全年無休的進行方式，而寒暑期大多延續上下學期的課程。 2. 試辦課程：對老人而言採先修方式，對講師而言也可讓其先了解中心之文化，以利授課上的安排。 3. 社團活動：利用課餘時間，促進老人文康聯誼；例如：彈力繩韻動、輪椅太極拳、有氧運動、伸展操、啞鈴運動、乒乓球、撞球、槌球以及卡拉 ok 等。
成果展現鼓勵參與	1. 配合時令節慶，藉由應景的襯托，使作品大為加分；例如：在九九重陽的節期中，跳舞班的學員蒞臨總統府演出，或以書畫作品，勾勒出對節慶的祝福。英文班的學員亦會在節慶的季節裡唱出他們的英文主打歌，增添平安的氣息。 2. 融入社區的藝文單位，以作品導入行銷；例如：與當地公所或圖書館合辦藝文活動。 3. 與大專院校作結合，將學員的代表作展示於大專院校，讓老人可以真實的走入校園。 4. 資源共享，與他校合辦聯展。 5. 積極推展校外競賽，強化老人的自信心；例如：書法班的學員揮毫參展。 6. 可舉辦義賣會，透過社會參與，提升老人自我價值。 7. 隨時隨地的現場成果，使老人福利機構內充滿著濃厚的藝文氣息及生活化的居家氣氛；例如：教室、走廊、餐廳及樓梯間等。 8. 照片是老人晚年時的寶貝，捕捉學員上課剪影，在回顧影片的同時也可製造同窗話題。 9. 彙整老人的回憶錄，用文字及照片把豐富的生命描繪出一篇篇動人的畫面，讓老人在晚年時期達到自我生命的統整，也可讓世人得以見證其一生的傳奇。 10. 製作機構風神榜，把老人的豐功偉業獎狀展示出來，營造出成就的舞台。

項目	內涵
務實致用 積極推廣	1. 課程進行前可先放映宣導短片，抑或是播放清音樂，緩和情緒。 2. 時間的安排以五十分鐘為宜。 3. 椅子不宜有輪子，採固定式的四腳椅方可。 4. 由於老人聽力的退化，有可能使用助聽器，故應於桌面附有插座。 5. 因老人視力上的退化，亦可於抽屜準備放大鏡，便於瀏覽講義時使用。 6. 教材以不反光材質為主。 7. 海報製作切勿用白底黑字，色彩的搭配上使用三個顏色就好。 8. 需大量使用聲帶的課程，應於教室逕供應茶水。 9. 講師需通台語、國語及社區長者習慣語言。 10. 好的教學品質樹立好的自我品牌，故可於學期末舉案謝師宴，給予講師感恩的回饋。 11. 可辦理戶外觀摩，透過他山之石的感染力，重新喚起老人的企圖心。 12. 主要為培養興趣而並非學習本身，故只有獎勵，沒有懲處。

（資料來源：作者整理）

自一九七〇年終身教育思潮興起，個人在人生每一個階段都需要學習，此種教育思想改變了傳統的教育觀念。終身教育是社會發展的關鍵，「發展」包括政治成熟的觀念，也包括民眾教育的普及、文藝的萌芽、建築的繁興、大眾傳播的成長、及休閒生活的充實。在終身學習的社會中，學校教育的主要目的在於培養個人學習的習慣、態度、方法和技巧，教學方法應側重培養個體具有自學的能力；課程應力求與生活、工作結合，教育的場所要擴及整個社會，這才是現代人對應於變遷社會時能保有鮮活能力的良策。

第三節　高齡者終身學習的要領

目前台灣地區已進入高齡化社會的時代，高齡者的教育已成為成人教育的主流，而老年人的學習權在「終身學習年」中應受到大

表 6-6　Cattell 和 Horn 認為智慧的區分

類型	內涵	特色
流質智慧	包含了生物學決定的技巧，與學習或經驗無關，與天生的智力相似。	成長到青年期的高峰後，逐漸趨於下降。
晶質智慧	指從教育及一生經驗中得來的知識、能力。	在持續接受教育、創新等經驗後，反而不斷提昇、增長。

（資料來源：作者整理）

家的重視。Cattell（1963）和 Horn（1982）認為一個人的智慧包括：流質智慧（fluid intelligence）與晶質智慧（crystallized intelligence）。規劃高齡者教育的策略時，我們必須先了解高齡者的生理與心理特性及學習需求與學習特性，如此才能做有效性的規劃，並了解現階段高齡者教育實施之現況，如此才能做有效之策略規劃，進一步達到高齡者教育的目標。

面臨一個嶄新的世紀，未來人類社會變遷及進步的步伐，只會繼續加速。在變動快速的新世紀來臨之前，這些衝擊使進步國家覺察到，國民的知識技能水準及自我修養能力，將成為個人潛能發展及自我實現的條件，也是社會繼續發展的關鍵因素，更是衡量國家競爭力的重要指標。

未來人類社會變遷的步伐將會繼續加速，先進國家已經面臨嶄新發展趨勢：

表 6-7　先進國家已經面臨嶄新發展趨勢

趨勢	內涵
資訊科技影響社會互動	資訊科技帶來生活的充實，使個人不斷的開發潛能，達成自我的實現；同時新科技也提供人們應用於生活及行動的指引，也是個人生存的條件。

趨勢	內涵
終身學習趨勢已經形成	由於社會變遷時距的縮短，教育的作用，無論是在生活、工作或個人的發展上，均比過去扮演更重要的角色，發揮更積極的功能。
科技知識快速影響生活	隨著經濟全球化進程加快和知識社會時代的到來，社會和民眾對教育的需求越來越高，使個人必須不斷的更新知識。
人文素養及關懷待加強	國民的知識技能及教育涵養，將成為個人潛能發展及自我實現的條件，也是社會繼續發展的關鍵因素，更是衡量國家競爭力的重要指標。

（資料來源：作者整理）

隨著高齡人口佔總人口數比例的增加及高齡化社會的來臨，老人的相關議題日益受到重視，而高齡者的教育也逐漸受到重視，高齡者教育在高齡化社會已成為一個重要且急迫的課題。高齡者教育應該讓高齡者學習如何解決老化的問題，透過學習有助於高齡者重新確認個體生命的意義與價值，並對高齡期的生涯發展有重大幫助。要高齡者的創新學習似乎是具有挑戰性的問題。

表 6-8　高齡者所面臨的問題

項目	內涵
社交上	高齡者面臨子女長大離家的空巢期，以及配偶與朋友的死亡，因社交圈的縮小而變得失落與孤獨。
生理上	高齡者隨著年齡的增加，生理功能逐漸老化，再加上生理疾病的增加，可能使高齡者心理受到衝擊。
經濟上	由於高齡者退休之後收入銳減，沒有財務的支持，使得高齡者在經濟上沒有安全感。
心理上	高齡者受到「沒有學習能力」的刻板印象所影響，認為參加學習活動對生活沒有助益，導致高齡者缺乏學習的動機與興趣。此外，他們在學習中因害怕跟不上進度，進而產生壓力和緊張焦慮，使他們失去自信心，故減低其參與學習的意願。

（資料來源：作者整理）

多加瞭解高齡者的身心特質，安排適應個別差異的服務工作，以幫助高齡者發展其能力，能夠發展適合高齡者學習的有效率的工具。例如：高齡者在服務學習的過程中，可能會遭遇一些學習挫折與困難，或基於於自尊或其他考量而不會向外尋求援助，因此，應對高齡工作者先進行身心特質的瞭解，安排適應個別差異的服務工作，使得高齡志工在選擇服務項目時能有一種舒服與自由的感覺。

表 6-9　高齡者終身教育的特質

項目	內涵
自尊心強	高齡者在參與學習活動，常顯現自尊心強，而學習信心低落的現象，高齡者在心理上一方面顯現自尊感。
自信心低	學習上卻表現象當的沒有信心。其主要原因是他們對自己的學習能力抱持懷疑的態度；再則他們離開學習機構已久，當再度參加學習活動時，心理就會顯得相當害怕。
目的導向	個體在某一發展階段均有一些任務要完成，故高齡者的學習，常以完成發展任務為其目的。而高齡者的發展任務大致相同，故學習上相同年齡一起學習，有助於發展任務的完成。
學習動機	高齡者的學習動機，主要在於認知興趣與社交關係。這種動機取向，與成人以職業為取向的學習動機有相當大的不同。
學習反應	高齡者由於自尊心較強，故對學習活動的反應，要求正確、安全，沒有不良後果，因此對決定往往產生猶豫。此外，老年人由於年紀增加，已累積相當多的經驗，面對刺激時，往往有較多的選擇，故在作決定時，常有較多的考慮。他們對反應的要求，是準確度高於速度，故所需反應的時間較長。
主動學習	主動參與學習活動，是高齡者學習的重要學習特徵。高齡者的學習雖可藉由外在的因素激發，但畢竟是少數，而且這種外在的動機驅力，在參與學習活動之後，可能會迅速減低，而形成中途輟學。對於高齡者主動、自發的學習行為，宜以激發他們對學習內容產生興趣與熱情，才能獲致比較理想的效果。

（資料來源：作者整理）

第四節　高齡者終身學習的作為

由於教育扮演極其關鍵與微妙的角色，既促成或維護社會制度，又供給行動資源，使得社會發展成為可能。準此，高齡教育的「教育」，即是有組織且持續性的教學，以傳授生活中各種知識、技能和價值的活動。高齡教育制度的建立與推展，是因應高齡化社會來臨所採取的策略性方式，使得處於被忽視，甚或不必學習、沒有意義的、不合成本效益之學習末端的老年學習，轉而發展為有組織、有計畫的高齡學習活動，希冀極大化其效益，一則將高齡者視為社會的主體，幫助其實現老年期生命意義，體現老年人的生命精彩；一則寄望高齡人力的管理與運用，視老年人為資產、為生產者，有效地挹注勞動人力缺口，裨益社會整體競爭力的提升。戰後嬰兒潮世代即將成為最龐大的老人潮。他們雖然成長的環境艱辛，物質缺乏，但大都接受正規教育，擁有較佳的各項專業、技能、知識，又兼具傳統刻苦守本份的美德，況且在醫藥科技及現代生活水準提昇之下，許多屆臨退休之老年人，生理仍健壯，在其邁入中老年後，將是社會龐大可用的人力資產。以改變在人力資源管理的政策、措施，甚或一般世俗的看法，泰半著力於中、壯年的人力資源運用，鮮少重視高齡、退休人士人力資源的管理與開發，形成「老年歧視」的負面刻板印象，迫使高齡者退為邊陲族群；從教育的過程中，提昇生活情趣，獲得愛與被愛、尊重及自我實現，以扭轉社會刻板印象，並創造高齡者的社會價值。

終身教育是人類進步的關鍵，新興國家的現代化工作能否成功，很受教育制度的影響。D.A.Pterson 認為高齡者教育的目的在擴增與應用有關高齡者以及教育領域既有的研究成果，以擴增老人的生活領域，提升高齡者生活品質的社會科學。老人需求教育與學習，學習生活適應成為重點，高齡教育的誕生乃源自成人教育的發展，尤以一九八〇年代後，由被漠視而躋身為終身教育的重點表徵，呈現多樣型態，年齡的增長，更多的經驗、學習對智慧是重要的。高齡者若能將其累積的經驗，作為修正知識的基礎，將能不斷提昇其智慧，進而發揮其智慧結晶。教育不是少數人的特權，而是人們隨時得以汲取的社會資源。未來進步的社會必定是強調教育的社會，學習將成為國民生活內涵的重心。與此相對應的是，整個教育的願景

表 6-10　終身教育的內涵

特質	內涵
具有終身學習的正確理念	1. 能了解學習對個人發展的重要。 2. 能了解學習對人力素質的重要。 3. 能了解終身學習的內涵與重點。 4. 了解不同階段的終身學習任務。 5. 能了解終身學習的途徑與方法。 6. 能夠落實終身學習的發展趨勢。
具備終身學習的人格特質	1. 能夠獨立的從事學習活動。 2. 具有內控自律的學習動機。 3. 在學習中能不斷自我反饋。 4. 能夠彈性的安排學習歷程。 5. 有較高的學習挫折容忍力。 6. 有較強的自我實現企圖心。
具有獨立及自我學習能力	1. 具有了解自我學習需求的能力。 2. 有了解及分析自我能力的能力。 3. 有獨立蒐集及運用資料的能力。 4. 具有尋求廣泛學習資源的能力。 5. 具有能與他人合作學習的能力。 6. 能對學習進行自我評鑑的能力。
能自動參與各種學習活動	1. 能自動參與增進職業知能的學習或進修活動。 2. 能自動參與提升生活知能的學習或進修活動。 3. 能自動參與促進自我成長的學習或進修活動。 4. 能自動參與重視社會關懷的學習或進修活動。

（資料來源：作者整理）

中，於範圍上強調「面向的擴展」，於時間上強調「時距的延長」，形成「時時有教育、處處是學校」的目標，使教育學習成為個人與社會發展的重要歷程。

透過參與高齡教育活動不僅可解除老人的無聊與空虛，亦可維持社會互動，充實精神生活，提升自我價值。老人福利機構除了期盼以照顧長者滿足其生活需求，力求完善貼心的服務外，也積極鼓勵老人追求新知，投入社區參與及充分使用社會資源，故成立松年大學，退休即是進修，並配合社區及本中心資源，以臻身、心、靈三方面全人成長。高齡教育有助於高齡者完成在成年晚期應有的發展任務，並提昇其規劃晚年生涯及生活的能力，使高齡者不至於與社會脫節，並可以適應變遷的社會。

高齡教育的積極意義即是善用此一資源，激發、引導高齡者智慧、經驗及智力繼續貢獻社會，脫除既往視老人為負擔，或「無角色的角色」（rolelessness）的舊有窠臼；進而提供均等的教育機會與途徑，參與社區與學習活動。因此，我們要讓高齡者喚醒自我覺察，統整自我人格，達成自我掌控，實現自我目標；讓高齡者重視自主學習，對事情能從批判的角度來考量，例如以歷史的回溯，來塑造對未來的願景；以時事的評論，來建構對社會的期許；以勇者的奮鬥，來探討生命的意義；進而，能激發自我潛能，肯定自我價值，激盪出生命的火花，開創高齡者的豁達人生，以達到生命更高的境界。高齡教育的意義，大體而言，包括多個構面：增長老人智慧、人力資源運用、豐富老人精神生活、老人適應困難和老人的社會參與等。

對高齡者的學習問題，要未雨綢繆，準備進入老年教育的領域；另一方面對於高齡者教育需求的迫切性，也需有所回應，進而提高高齡者學習的動機，並達成「不分年齡，人人共享社會」的實現。高齡教育藉由辦理各項學習活動，協助高齡者持續社會參與，一方面扮演著一替代性、有意義的社會角色，建立新的人際關係，以滿足社會互動之需求；另方面，透過服務人群，將其智慧、經驗貢獻社會，可增進老年人的社會歸屬感，自我價值與自尊心。社會參與包括：教育的參與、志工的參與、政治的參與、組織的參與、宗教的參與、以及其他各種社會活動的參與；其中教育的參與及志工的參與，更值得關注。

目前台灣地區已進入高齡化社會的時代，高齡者的教育已成為成人教育的主流，而老年人的學習權在「終身學習年」中應受到大家的重視。為了落實終身教育的作為，英國有「開放大學（Open University）」，美國有「社區學院（Community Collage）」，故對高齡者的學習問題，一定要未雨綢繆，預先準備進入老年教育的領域；另一方面對於高齡者教育需求的迫切性，也需有所回應。我國則有「社區大學」、「樂齡大學」，乃至於部分大學校院設置「推廣教育中心」或「終身教育學院」，強調與社區民眾接軌，以符合社會大眾與時俱進的學習，進而提高高齡者學習的動機，並達成「不分年齡，人人共享社會」的實現。

結語

一個國家及民族的進步，不能單用國民生產毛額及平均所得加以衡量。事實上，發展的最後目的是人類的改變，終身教育是人類進入二十一世紀的一把鑰匙，教育不是少數人的特權，而是人們隨時得以汲取的社會資源。未來進步的社會必定是學習的社會，學習將成為國民生活內涵的重心。與此相對應的是，整個教育的願景中，於範圍上強調「面向的擴展」，於時間上強調「時距的延長」，形成「時時有教育、處處是學校」的目標。而此種教育改革的信念，是以人為主體，進行延伸，擴展多元，破除「刻板、侷限、單一」，以期培育「健康、自信、有教養、現代性、未來觀」的新國民，使「教育與個人發展」密切配合，使教育學習成為個人發展的重要歷程。

第七章　高齡者的健康休閒

前言

從過去到現在，人類社會從未經歷過如此長壽的情況，看似人口老化帶來各種問題與挑戰，但也讓世界各國開始尋找社會轉變的新契機。根據推估，我國人口結構從高齡化社轉變到高齡社會花了二十五年，但要從高齡社會邁入超高齡社會卻僅僅只有七年時間，老化速度遠比日本、韓國等國家要快。因此，我們必須改變過去政策的思維，積極探索新的策略，才能做好邁入超高齡社會的準備。可以瞭解活躍老化學習對高齡者的健康促進是相當重要的因素，也因此凸顯活躍老化學習需求的重要性。

除了日常生活的精細動作外，一般休閒產品的功能或操作介面，常常無法讓高齡者方便地使用而造成困擾，利用一些簡單的輔助器材，將可協助其重拾休閒活動的樂趣與便利。如改良式剪刀、特殊的穿針裝置等，可幫助高齡者從事織毛線等手工藝活動；改良式的電視遙控器、電視音量放大器、觸摸式骰子、字體放大之撲克牌、撲克牌固定器等，可協助視覺或聽覺上有障礙的高齡者從事消遣性的靜態休閒活動。

第一節　高齡者健康休閒的意涵

休閒可以定義為替有意義活動保留使用的自由裁量時間。休閒本身不管是否對經濟生產力有意義，不管個人是從事運動、遊戲、任何提供價值感、個人熟練度、或提升個人自我形象的活動等，只要能達到休閒揭示的目的均是有意義的休閒活動。

以前農業社會，生活單純，白天工作，晚上就休息，平時也沒有什麼休閒，因此認為休閒是一種浪費時間的活動，但是隨著時間更迭，觀念更新，人們從休閒活動中獲得的滿足，往往超過從工作中獲得的滿足。休閒是當工作時間與生存的基本需求滿足之後所剩的時間，休閒是工作之後的喘息時間，是休息與放鬆的時間，人們應該由工作壓力中重新恢復活力，並準備好重新投入工作。是以就現代的觀點，休閒本身具有其影響深遠的價值和意義。例如：從事護理這項有關病人身心健康的工作，休閒生活對護理人員而言，有其特殊的意義和重要性。因為護理人員平時工作壓力很大，如果沒有適當的休閒生活加以調適，則可能會造成護理人員工作疲乏及倦怠，甚至影響對病患的照應。

現代社會對於「休閒」的需求愈強烈的趨勢，從一些新興的休閒活動如雨後春筍般出現可見一斑，但是現代人對於休閒的定義仍侷限於工作之外的餘暇時間，尚不能將工作與休閒視為一體之兩面。不受勞動時間的約束的自由時間的增加，實是人類長期以來的願望，也是人類運用其智慧及理性，一方面提升生產力，一方面爭取自由和自求解放而不斷努力的一大成果，自由意味著從事創造性活動機會增加，更多的自由時間使人類得以充實自己，豐富生活內容，增進生命的意義，以實現人生目標及美好生活。人是社會動物，個人真正的美好人生通常與對美好社會的實現做出貢獻有密切的關係，因此自由時間的增加，不僅意味著美好人生實現的可能性增加，同時也意味著美好和諧社會實現的可能性也愈大。特別是在以機械文明為基礎的現代社會，社會關係、朋友關係等容易感到空虛和枯燥，所以休閒生活在現代人的生活中也就愈發的重要及必需了。由於科技文明的發展而增多了休閒自由時間，休閒時間的增加，或將有助於克服疏離，促進文明的進步與生活品質，這些都是益發使得休閒成為我們深思及關切的主題。

「休閒」，係指一個人從受到外在的社會制約，與不能充分自我滿足的例行活動中暫時撤退。「休閒活動」，表示休閒透過某種喜好的活動，提供變化與快樂，使人擺脫了日常社會責任的壓力，滿足了內在理想與感情的需求。休閒活動為生活素質的重要層面，早已為工業先進國家所重視，因為休閒活動可滿足人民精神生活的調劑，同時可發展為一種新的服務業。然而此種見解一直到現今才逐漸被人們所接納。而工作與休閒的意義，在西方歷史上，無論是在政治界、學術界或宗教界等都曾引起廣泛的爭論（Evans, 1969）。長久以來多數人認為工作是一種美德，唯有工作才能避免酗酒或從事不當的活動；近幾十年來有些人開始認為休閒才是最重要的，贊成這個觀點的學者認為，工業革命以後工作的性質產生了很大的變化，機器代替手工，人們成了機器的一部分，與他們所從事的事務疏離了，無法在工作中滿足人類自我實現的需求，於是將感情的依歸訴諸於工作以外的休閒（Argyle, 1972）。工作的目的是為了休閒，沒有了休閒，工作本身是無意義可言，這個事實我們可以從一般人對時間的分配與金錢的支出看得出來，Clowson & Knetsch（1966）曾比較美國一九〇〇年到一九五〇年全民時間用度上分配於工作與休閒的比

表 7-1　休閒的意涵

項目	內涵
提高生活的素質	工作與休閒是現代人的生活中最主要的部分，無論是工作對休閒的影響，或是休閒對工作的影響，只要我們了解其間的關係，進而加以改善，必可提高人們生活的素質。
應付生活的變遷	高度工業化的結果，人們工作的時間愈來愈少，工作的性質也有很大的轉變，相對地休閒的時間愈來愈多，如何作適當的安排，以維持工作與休閒之間的平衡，對現代人而言，也是相當重要的。

（資料來源：作者整理）

例，並以之預測二十一世紀的時間配合，結果顯示，到二十一世紀時人民所有休閒時間將是工作的七倍多。

由於休閒的重要性日益增加，Friedmann（1964）認為休閒在技術文明中將扮演著重新安排人類生活的角色。因此，觀諸社會發展的趨勢，工作將與休閒一樣，同時反映人們的生活型態。休閒活動參與是在必要時間及義務時間以外，參與某種活動的頻率與情形。健康促進的方式很多，莫過於參加體能性社團或增加身體活動量最能立竿見影馬上收到成效。在生理健康及心理健全的需求下，休閒生活安排是老人生活品質滿意的關鍵因素，故讓老人有滿意的休閒生活，使各階層老人皆能從事喜好的休閒活動與運動，促進老人健康，實為福利政策之重要規劃方向。完善高齡者經濟安全保障制度及年金體制，推展各式高齡金融商品及服務，以使高齡者能享有經濟穩定的退休生活。

不論對休閒的看法如何，對多數人而言，工作畢竟占去了他們大部分的時間和精力，故不知不覺中，深深地影響了他們的其他生活層面（例如休閒生活等）。由於休閒生活愈來愈被重視，因此引發了許多學者探討工作與休閒的關係。休閒活動參與是個人在除去工作或課業及生存必須活動，如吃飯、睡覺…等之外的自由時間內，依其個人的意見及選擇適合自己的活動，獲得愉快與滿足的經驗，達到自我發展、自我成長及自我實現的境界。如何使退休且身心健康的老人樂於參與休閒活動，使生活更充實、有意義，以促進健康提昇生活品質，實為當今重要之課題。正常休閒活動具有的正面功能有消遣、治療、充實生活、教育及社會功能，且有助於身心和諧發展、社會秩序倫理之建立、藝能發展及有關資源的維護及利用。Iso-Ahola（1980）從社會心理學的觀點，指出人們從事休閒活動的功能有：

表 7-2　休閒活動對高齡者的功能

項目	內涵
豐富多元生活	個體經由遊戲與休閒的參與，可獲得社會化的經驗而進入社會：適宜的休閒活動可以為我們帶來身心健康、生活滿意、個人成長等方面之利益。
展現自我肯定	藉由休閒所增進的工作技能有助於個人表現：休閒活動參與是個人或群體以自願性而非強迫性的方式，自由選擇活動項目，以滿足自我心理或生理慾望的非工作性質活動的行為。
裨益社會互動	休閒可發展與維持人際行為與社會互動的技巧：參與休閒活動是發自於內在動機與自由的選擇，能提供歡樂的感覺，提高其生活滿意。
身心愉悅輕鬆	參與休閒活動為生活的一部分，為是維持身心健康的重要方法，銀髮族參與的休閒活動則多偏向居家、消遣、靜態、不需特殊技巧和個人單獨的活動。
增進人格成長	藉由有益的休閒活動可增進人格的成長：從事休閒活動所帶來心理需求滿足的程度會影響身心健康，當休閒活動不足時，身體與心智健康會退化；當個體有足夠且豐富的休閒參與時，身體與心智的健康會因而提昇。
避免怠惰行為	休閒活動參與是休閒時間內自由的、自主的參與和工作無關，且對社會有建設性的動、靜活動，以追求快樂滿足、愉悅、驕傲、榮譽、休息、娛樂、健康體適能、有創造力或充實的感覺。

項目	內涵
發展群體意識	休閒是生活中很重要的一部分，也是現代人類的基本權利，對個人的幸福感有明顯的助益，多參與休閒，可以降低生活中快步調所導致的壓力。老年人倡導從事休閒活動不僅可以擴大他們社交圈，透過規律性運動及增加身體活動量可使老年人活得較有尊嚴，足以應付獨居的生活型態，改善身體機能，提昇生命和生活品質。

（資料來源：作者整理）

高齡化社會，老年人隨著年齡的增加，身心健康功能狀況也會逐漸衰退老化，到最後常不足以應付日常生活的基本體能負荷，而影響其獨立自主的生活能力，且容易罹患疾病，長壽而不健康，不僅增加社會成本，對於家庭也是一大負擔，更直接影響老人家本身生活品質的低落，實值得重視俾免於社會結構因人口快速老化下所帶來之經濟與社會問題。Butler（2002）引述 MacArthur 的老化研究，指出參與活躍老化學習對健康、生活滿意度、活更長久降低身體及心理疾病皆有所幫助。世界衛生組織（WHO）憲章於一九四八年提出對健康的定義為：身體的、心理的及社會的層面皆處於安適狀態，而不僅是沒有疾病而已。對於健康與疾病指標，可分為身體、心理、社會三方面探討。身體、心理、社會的健康與否與其個體自覺生活滿意度（生活品質）更是息息相關。

第二節　高齡者健康休閒的重要

存在主義作家卡繆曾說過：「要了解一個人就必須先了解他怎麼營生。」社會學家休斯（Everett Hughes）認為在人際對應的諸多角色中，以職業角色為「主角色」，因為這個角色決定了他的生活型態、人生價值取向，及他人的評價。長久以來當我們提起一個人，通常會是以他的職業角色來涵蓋，因為工作是個人生活中主要的內容，中國人給滿一歲大嬰兒「抓周」的習俗便是由此而來。工作已深深鏤刻在我們的生活之中，「工作就是人生」的說法並不為過。

休閒活動對於高齡者十分重要，高齡者一旦從事規律的休閒活動，非但能夠提高自我的肯定和情緒的紓解並可增強體能、減緩身體機能衰退的速率、增進生活品質減少醫療支出；同時，考量高齡者特殊的視聽需要，提供豐富優質之藝文節目，滿足高齡者閱聽需求，並鼓勵高齡藝文創作，豐富高齡生活色彩。高齡者參與休閒活動的好處，包括提升腦功能的整合、降低喪失記憶的可能性、減低疾病發生導致行動不變與能夠改善神經傳導等。人們隨著年齡的增長，在身體結構和功能等方面均呈現衰退的現象，高齡者休閒產品也應在適用性上做特殊考量。具體方向為：

表 7-3　休閒活動對高齡者的優點

項目	內涵
保障經濟安全	為保障高齡者基本經濟安全，回應未來高齡者金融需求，分擔並降低長者經濟風險，持續推廣商業年金保險或長照保險等高齡保險商品，及財產信託等多元商品及服務，俾利長者建立理財及保險規劃相關知能，以使長者晚年能享有無憂的退休生活。
體現社會支持	社會的支持包括了：愛、被愛與關懷、自尊心、價值感、人際間的相互施恩惠、彼此之間的瞭解，體恤及互相的溝通、聯繫等皆可以緩和生活的壓力，而減少疾病的機會。老年人除了需要親人的陪伴之外，知己好友之敘舊、參加社團、教會等人際關係的活動，可以促進身心健康，預防老年癡呆症等。
滿足閱聽需求	為鼓勵高齡者參與文化活動，陶冶身心，規劃高齡者喜愛觀賞之藝文展演節目，並積極改善展演場館之高齡友善設備。另藉由懷舊電影片修復、資深音樂人口述歷史影音紀錄製作、銀髮族電視節目製播，並針對視力、聽力減退的高齡者提供無障礙電視節目服務，豐富長者娛樂生活及其閱聽品質。

（資料來源：作者整理）

在沉重工作壓力的時代，工作中的短暫休息也只求喘息而已，所謂「休閒是為工作」正是這番寫照。隨著機械文明的到來，人們廣泛運用機器為生產的憑藉，雖為社會帶來更為便捷的生活，但由於在機械化的工作步調裡，生產勞動不再依循自然的律動，而須配合刻板的速度以及遵循機械的運作原理以行動。結果，工作者變成機械的一部分，只在扮演那些尚未被自動化機械所取代的部分角色而已。這種勞動生活容易感到無奈感、無意義感。在精神生活方面特別容易感到空虛和枯燥，這正是馬克思所說的「異化現象」。其克服的辦法便是只有求之於休閒生活，從休閒生活中獲得人生的意義，發展人類的潛能，實現美好的人生，從而對美好社會的實現做出貢獻。人們對這嶄新時代的來臨寄以無限希望。寧願選擇額外休閒，而非更多工作與所得，這種現象顯示的是：偏愛有更多的自由時間來消費金錢；而不是犧牲自由時間，換取更多金錢。這趨勢會繼續進行，因為人們質疑傳統的工作價值，於是牽動著新的社會型態的來臨。這使得社會充斥著「為休閒而工作」的氣息。

休閒活動參與是個體參與某種休閒活動的過程、頻率、心理體驗感受，或個體所參與的休閒活動類型。對銀髮族而言，規律的休閒活動不但能滿足老年人喜歡從事休閒運動的需求，讓銀髮族能常保心情愉快，同時也有助於培養終生從事休閒活動的興趣與習慣，並藉由學習休閒活動的能力，使休閒活動成為生活的一部分，提昇生活品質。休閒治療（Therapeutic Recreation, TR）亦稱為遊憩治療、治療式休閒，是一門在美國實行多年，廣泛運用在醫療院所、社區機構、學校諮商；與使用於各種特殊族群的兒童、青少年、成人及高齡者等年齡層上。美國疾病控制與預防中心（CDC）和美國運動醫學會（ACSM），建議成人只要每日累積卅分鐘以上中等強度（3-

6METs）的身體活動（200Kcal/day or 1500Kcal/week），如此就有助於促進健康和降低死亡率（Pate 等人，1995），休閒式的治療媒介，透過各種戶外、室內的休閒活動，來做為一般人紓解身心壓力與幫助身心受創或肢體不便與殘缺人士復健、止痛療傷；介入媒材舉凡藝術、歌劇、太極拳、運動、與寵物共處、玩偶……等各種動態或靜態的休閒活動及壓力調節訓練、社會交流的促進…等來達到治療的目的。近年來政府積極推動社會福利措施，因應人口持續老化，政府已逐步建構老人生活安全網，全體老人均已享有全民健保的醫療保障。除此之外，為鼓勵銀髮族從事休閒活動，亦結合社區總體營造計畫，舉辦銀髮族的休閒活動，且在各個鄉鎮社區中，也設立老人日托中心，提供銀髮族休閒活動的場所。

現代社會對於休閒生活的需求有愈為強烈的趨勢，但是現代人對於休閒的定義仍侷限於工作之外的餘暇時間，尚不能將工作與休閒視為一體之兩面。Erich Fromm 認為：現代人沒有真正自由以享受他的閒暇，消磨閒暇的方式早就為「休閒產業」所決定。這誠是今日休閒生活粗劣情形的寫照，也是當前休閒生活的一嚴重危機。自由時間的增加，不僅意味著美好人生實現的可能性增加，同時也意味著美好和諧社會實現的可能性也愈大。生活在現代社會的人們，十分需要用科技文明所導致的增多時間，以解脫零件地位、擺脫疏離感，並從零件意識中解放出來。是以現代人的理想生活型態是：人人都能夠利用自由時間，接觸更有價值的人類文化，發展自己的人格和能力，並致力於增進家庭、人際與社會之間的接觸，以豐富和充實精神生活，從而通過集體合作的力量以達成美好社會的實現，因為只有在健全的社會中生活，個人的幸福才能實現。

休閒生活對現代人具有下述的重要意義：

表 7-4　休閒的重要性

重要性	主張
促進家庭和樂	費根堡姆（K. Feigenbaum）認為：休閒生活對家庭生活的正向功能，強調家庭式的休閒活動是消除代溝、解除疏離的有效方法。
輔助教育功能	休閒生活因現代大眾媒體的發展，與學校教育一樣扮演了社會化的角色。
發揮文化涵養	休閒是人的價值體系與意識型態的一種外顯行為，可以反映文化的走向。卡普蘭（M. Kaplan）強調：消遣中重新界定其應扮演的地位、人生觀及價值觀。
增進生活品質	休閒與工作關係密切，威倫斯基（Wilensky）主張：因為透過休閒活動能補償工作時的孤立性與缺乏自主性表現。

（資料來源：作者整理）

休閒生活是指暫時離開了生產線或工作崗位，自由自在的去打發時間，並尋求工作以外的心理上的滿足。休閒實際上包括了二層意義：第一、從時間上而言，它是工作和其他社會任務之外的時間；第二、從活動性質而言，它是放鬆、紓解和任意照著個人所好的意圖的一種活動。根據以上各專家學者的看法，可知休閒活動的動機是人類生活、心理、身體等的需求，為了滿足各種需求，在過程中人們也獲得了體驗或刺激感，以及人際關係的改善等等，這是參與休閒活動的原動力，也就是人們要找回生命存在的意義，回歸完全的我。

第三節　高齡者健康休閒的需求

大眾休閒現象是現代工業的產物，其理想型態是人人都能夠利用自由時間，接觸更有價值的人類文化，發展自己的人格和能力，以致力於增進家族、朋友與社會之間的接觸，以豐富和充實精神生活，從而通過集體合作的力量以達成美好社會的實現。但隨著大眾休閒時間的大量增加，今日，已十分發達的各種大眾傳播媒介不停地刺激大眾的原始欲望。同時巧妙的現代傳播技術也在大眾的心裡深處神不知鬼不覺地製造並培養有利於娛樂產業的各種新欲望。不知不覺地，一般群聚逐漸成為商業性娛樂宣傳的犧牲品。這些商業娛樂多半缺乏傳統的民間娛樂所具的消除身心疲勞、恢復體力的「再創造」的積極面。

台灣已經進入了老年人口劇增的時代，如何提高高齡者的生活品質，促使高齡者適應老年生活，一般認為適當的休閒活動可以帶來身心健康、生活滿意、個人成長等利益，由於休閒參與不僅能提供老人生活重新安置的著落點之外，其更可豐富老人心靈而消除無聊感，且許多研究顯示，老人的休閒活動與生活滿意密切相關。Erich Fromm 認為現代人沒有真正自由以享受他的閒瑕。他消磨閒暇的方式，早就為「休閒」產業所決定。這誠是今日休閒生活異化情形的殘酷寫照，也是當前休閒生活的一嚴重危機。在真正休閒時代來臨之前，人類尚有許多問題需要克服或回答。因此在未來很長的一段時間，特別是在人口眾多、生產技術尚十分落後的第三世界，不太可能有休閒主導的社會出現。比較可能的，也是可遇的形態乃是休閒與工作均衡、並重的社會。人要會工作，也要會善於利用閒暇。最好是人類同時能在工作與休閒兩領域均能從事創造性活動的機會，都能有自主性與充實性的感覺。

不論古今中外，在歷史上能夠享受大量休閒時間的，通常只是少數特權階級（如貴族、僧侶、奴隸主或地主階級等）。對占人口絕大多數的一般平民而言，由於生產力的發展有限，加上被統治階級層層剝削，日常生活中的工作壓力沉重，極有限的休閒時間頂多只能用做解除疲乏、恢復體力的「娛樂」而已。不過從表面上看來，工作與休閒好像是互為對立、互不相容的概念，其實也不然。例如在以狩獵及採集為主的初民社會，工作與「非工作」便很難區分。在日常生活中這兩者密切地融合在一起。正如 Rosalie Wax 所說：「我不相信任何一個布希族人能夠告訴我，他們的日常活動中哪些是屬於工作？哪些是屬於遊戲？」

在農業社會，工作也與休閒微妙地統合在一起，成為整合性或連續性活動。其經濟、家庭、教育、宗教等各種生活領域裡，均隱含著娛樂的成分，成為維持社會共同生活所不可或缺的成分。如家人在田野勞動中的閒話家常，或如客家人一邊採茶一邊唱山歌，特別是種種社區性宗教慶典，或家庭性的重要活動，如出生、成年、結婚、甚至死亡儀式中，也包含有娛樂性活動。如美國社會學者 Summer & Kelley 即曾說：「娛樂活動不像經濟、家庭、政府、教育和宗教活動那樣具種種制度的形式，而是附屬於社會用以維持自存和自續的各種制度上，構成這些制度輕鬆和較活潑的一面。」

不過，社會的另一傳統，也存在著工作與休閒的明顯對立與區隔的現象。其最具代表性例子乃是古希臘人的休閒理念。特別是那些作為奴隸主階級的自由民或所謂的休閒菁英的休閒概念。他們所留下來的休閒哲學已成為今日探索休閒社會理念的一重要遺產。特別是在物欲橫流、道德墮落、物質主義及功利主義充斥的當代社會，希臘人的休閒理念誠值我們深思，並作為現代休閒生活的指針。

藉由休閒活動的參與，可協助高齡者適應及維持生活滿意、提高自我的肯定、和情緒的紓解，並可增強體能、減緩身體機能的衰退。因此，除消極的設計生活輔具來協助已經需要輔助設備方能自由行動的高齡者外，更應積極的提供適當的休閒產品來使高齡者在退休後能繼續從事各種休閒活動。隨著休閒在現代生活中扮演著日趨重要的角色，許多的研究指出休閒參與可以提高生活滿意度、有益身心健康並且維繫友誼與社會支持網路，更是適應生活壓力的緩衝器。社會文化與休閒活動關係密切，因此當探求休閒活動的未來展望時，也要考量社會環境的發展特性。休閒利益的因素為：

表 7-5　休閒利益的因素

項目	內涵
均衡生活體驗	紓解生活壓力、豐富生活體驗、調劑精神情緒。
健全生活內涵	維持健康體適能、啟發心思智慧、增進家庭親子關係、促進社會交友關係、關懷生活環境品質。
提升生活品質	欣賞創造真善美、肯定自我能力、實踐自我理想。
創造社會效益	節省醫療成本、刺激經濟活動、降低社會問題和提升社區文化等。

（資料來源：作者整理）

在規劃高齡者休閒活動時，應將營養攝取、社會參與、健康促進、壓力釋放、強化生理機能等可促進「活躍老化」的目標結合進去。「休閒活動（recreation）」是在休閒時間裡，個體從事自由積極並且有益生理、心理以及社會健康的活動，並且在活動過程中，個體能獲得滿足、愉快以及自我充實感的休閒狀態。由於社會角色的轉變，高齡族群往往面臨生理、心理的衝擊，藉由遊憩治療的方式能夠適當地降低負面的心理情緒。休閒活動參與是指工作之餘的閒暇時間，以自由意願非強迫的方式，從事個人感到興趣的活動。遊憩治療運用有系統的休閒服務、遊憩體驗與各種動態、靜態的休閒活動，例如，與身邊高齡者或照護人員彈奏音樂、一起學畫畫、一起做手工藝、打麻將、彈琴等刺激五官及皮膚觸覺的周邊神經反射到大腦中樞而促進腦血流，減少腦細胞退化的程度。來幫助在身體、心智與社會互動上受限制的高齡者，達到復健、治療、促進身心靈健康及改進生活品質的效果，使高齡者於安養及復健過程能夠擁有較正向的身心靈體驗。

第四節　高齡者健康休閒的設計

隨醫療科技進步與生活水準的提高，我國平均餘命持續延長，人口老化速度快於國際社會其他國家，影響整體人口組成、家庭結構、生活模式、社會型態的改變。有鑑於休閒對預防保健、健康維護與促進的重要，美國治療式遊憩協會（American Therapeutic Recreation Association，簡稱 ATRA）為整體性的增進全民健康福祉，將治療式遊憩具有健康導向（Health Orientation）的內涵與世界衛生組織（WHO）所重視的健康促進理念接軌，主張治療式遊憩的介入，其目標為預防疾病或是健康促進。休閒活動具鬆弛、治療與輔導、消除家庭代溝，減少家庭疏離、發展個人技巧、工作或職業、社會等多項功能。高齡者應培養積極主動之態度，學習健康老化老年人辛苦一輩子卸下職務工作的歸屬感與滿足感，個人發揮的空間也相形的消失，所面臨的就是角色轉變問題；而在時間運用上更有彈性來享受閒暇生活、擁有更大的活動空間及照顧自己的健康，應積極主動培養健康生活模式，做自己喜歡做的事，增加與家人、老朋友相聚的時間，休閒與個人的生活息息相關，休閒活動帶給人們的益處非常多，如降低工作壓力並紓解生理和心理的疲憊，進而增進身體健康。研究結果發現，特別是女性、獨居高齡者要鼓勵他們走出家庭，參與社會性活動，維持身心靈的健康均衡，提升身體機能達到最適狀態，將高齡期視為人生舞台另一個出發點，做好生命規劃，並對未來的生活有所準備，已經驗分享來提高生活品質。休閒活動參與是指在個人在閒暇的時間內，自由選擇參與或不參與休閒活動，參與的活動為非工作性質的活動。

隨著環境、醫療、與科技等的進步，臺灣地區已邁入高齡化社會，且高齡族群呈現快速增加的現象。依照國內現行相關制度估算，從職場上退休後尚有長達二十年的人生歲月，其中除部分高齡者再度就業、協助家庭事務、或從事義工等活動外，一般而言多數高齡者尚擁有大量的空閒時間可供利用。他們從有給工作退休後，許多老年人可以因此而解脫家庭與財務的責任。他們開始有更多時間接受教育、追求休閒、從事娛樂，以及展開文化活動或是社會性的志工服務。根據 Verduin & Mcewen 指出：休閒對老人有快樂、滿足、創造力、學習與身心成長之意義。Edginton 認為：「休閒」是影響生活品質的重要因素。為提升長者生活品質、豐富精神生活，機構可以提供每位入住的老人參加完善的休閒活動充實時間、減疾病的發生、精神有所寄託、完成未完成的機會；啟發創造力、拓展接觸面，獲得新的生活經驗。若是機構不能針對老年人設計符合老人需求的文康活動，對他們而言，是會加速退化。

由於科技的發展仍會持續地進行，自動化生產的機械將會取代越來越多的人工。可是另一方面，由於人工被自動化機械所取代，失業問題會變得更為嚴重。大量失業人口所擁有的大量的自由時間，只是一種無事可做之時間，而非真正的自由時間。因為這種空閒時間，既非志願性的，也難有自由感、自主性的感覺。而且縱然有時間，也沒有足夠的金錢來花費，以從事其想做的休閒活動。因此有人認為有必要對社會做全面性改革，以重視休閒生活的休閒倫理來取代長期以來主宰人類行為的工作倫理。因為，為了解決結構性失業問題，每人均須縮短其工作時間。如此，則每人的自由時間必然大量增加。此時，工作不用被視為倫理，而不工作也不用被視為偏差行為。須以休閒社會的新觀念取代過去一直以工作倫理為中心的社會。規劃老年休閒活動是不可忽視的課題，因謂休閒活動對老人的生理、心理、社會、智能及生活具有下列健康功能：

表 7-6　老年休閒活動對健康的助益

項目	內涵
生理性康健	透過事宜老人的健身性休閒活動，將能提升身體心肺、肌肉適能，達到活絡筋骨、促進血液循環與維持活力的效果，進而訓練老人協調、反應與平衡能力，達到身體機能的改善，以避免跌倒意外發生，有助於身體保健，達到生理性健康功能。
心理性調適	老人退休後，往往心裡會感覺到被社會遺棄，造成生活的失落感。因此，應該鼓勵其妥善規劃休閒生活，如參與娛樂康樂性活動或參加志同道合的團體，重新建立生活重心，為自己帶來新的體驗；或培養新的嗜好、滿足空虛心靈，達到鬆弛身心，消除鬱悶，減輕壓力等，已獲得精神上的滿足。
社會性增進	老人普遍對於退休後失去與社會的聯繫感到焦躁，甚至逐漸喪失老人尊嚴。因此，可就由團體活動來建立新的人際關係，進而找到歸屬，減少孤獨感；對個人、家庭和社會上皆有幫助，也可減少家庭和社會的負擔。
智能性啟發	老人家在需要經驗性或知識性的學習表現良好，故不能忽略老人的學習潛能；應鼓勵老年人多參加知識性、藝術性、益智性或創造性等之能活動學習，使其在沒有任何束縛的活動學習中，發揮想像力和創造力，完全自由自在地去表現與娛樂自己。
生活性調適	具備良好的適應能力，及保持身、心方面健康。透過休閒活動可以讓老人打發無聊的時間，擴大生活經驗，促進身心健康，擁有與人交際互動及服務他人機會，建立自信心，使老人擁有一片多采多姿的天空，享受快樂的晚年。

（資料來源：作者整理）

隨著經濟蓬勃發展，國民所得大幅提升，加上科技的進步，勞力投入的減少，工作及家事時間的縮減，人們充分享受物質生活之餘，也逐漸重視精神生活，而高齡少子化的結果，代間不再如往常般密不可分，為了使高齡者達到身、心、靈合一的優質生活境界。依需求理論，老人勝任感、自我決定與休閒滿意度有密切關係。老人主觀的生理健康、心理健康、社會健康及生活適應中的個人心理因素，為生活滿意度的顯著預測因子，可解釋生活滿意度。健康的休閒活動近年來如雨後春筍般蓬勃發展，適合高齡者的休閒活動應視生理及心理狀況，符合高齡者的需求及喜好，不宜太過激烈，宜偏向舒展筋骨、暢通循環。由此知悉老人健康休閒活動參與可增進其生活滿意度，生活滿意度提高亦可增進其心靈健康。因此，參與休閒活動不僅對個人的身心健康有幫助，對家庭、社會，甚至國家都有所裨益。而因此，鼓勵銀髮族從事「促進健康」的休閒運動乃為當務之急。

退休高齡者本身，應該給自己參與休閒的機會，從中體驗休閒活動的樂趣，以積極、輕鬆的態度參與休閒活動來提昇退休的生活品質，活得健康，活得有尊嚴。休閒活動參與的個人利益有健康適能的促進、人際關係的建立、經濟地位的提昇、自我實現與人格再造、新知與資訊的交流、投資管道的獲取和家庭合諧等。近年來針對育樂休閒層面，參與多項休閒活動確實給老年人帶來益處。因此，在育樂內容的設計上應力求多元化，在硬體部分設置多樣的休閒設施，含文康室、閱覽室、交誼廳、撞球間、咖啡廳、電腦教室、圖書館、麻將間、室內高爾夫球推桿區及室外高爾夫球揮桿區等各種不同的教室與健身區等，提供老人知性、聯誼、休憩、娛樂之用。長春俱樂部以促進老人生活的充實、健康，提高老人知識、增進老人健康及生活樂趣為目的。其種類可分為：

表 7-7　老年休閒活動對健康助益的活動

項目	內涵
學習性	如手工藝、繪畫、插花、園藝、讀書、衛生保健、醫療常識……等。
趣味性	如舞稻、詩歌、音樂、動物飼養、旅遊、茶道、老人趣味教室、戲劇、藝能、作品展覽、民謠、書法、口技、相聲……等。
健康性	如體操、打拳、登山、散步、早起會、老人運動會……等。
服務性	社會性的休閒活動：如訪問臥床病人、獨居老人、整理公共環境衛生、訪問仁愛之家等慈善機構或感化教育機構等。
宗教性	參與各種宗教活動等。
體能性	增進體能的休閒活動：如體操、散步、登山健行、桌球和網球等。
益智性	益智怡情的休閒活動：如園藝、釣魚、下棋、旅遊、書法、繪畫、插花、舞蹈、音樂、茶道、戲劇和民謠等。

（資料來源：作者整理）

參與活動高的高齡者，在生活滿意度方面高於未參與者，而且參與頻率愈高、參與時數愈多、參與態度愈積極、參與成效愈好，生活滿意度也將愈高（林麗惠，2002）。因此，強調高齡者可透過其工作經驗、專業知能、知識、智慧財產等智慧資本的分享，來為參與社區、創造公益、提昇競爭優勢。

人口老化及高齡化社會所引發之老年問題日益嚴重，如身體健康受損、經濟面臨困境、家庭親情薄弱、老年人的休閒需求、心理需求，乃至於老年人是否適應老年期之生活而獲得生活滿意，這些都是值得我們注意的課題。高齡族群的休閒需求與適用設備的不足，設計工程師除消極的設計生活輔具來協助已經需要輔助設備方能自由行動的長者外，更應針對高齡者生、心理狀況與適合其從事的休閒活動調查、分析高齡者主觀需求及喜好因素，確立高齡者對現有休閒產品之操作問題點並提供改善建議。藉以積極的提供適當的休閒產品（如高齡者玩具）來使高齡者在退休後能繼續從事各種休閒活動，藉以延緩感官與身體機能之退化。

結語

台灣人口高齡化的趨勢已成必然，如何使退休且身心健康的老人樂於參與休閒活動，使生活更充實、有意義，以促進健康提昇生活品質，實為當今重要之課題。「休閒」是源自拉丁文 licere，意即「被允許」（to be permitted），有擺脫工作後所獲得自由之意。因為希臘人相信工作的目的是為了休閒，非如此則文化無以產生，足見休閒有其一定的功能與價值。此正也是何以休閒活動一直受到重視的原因。個人對於休閒活動功能的觀點，是決定休閒態度及參與的重要因素，就一般而言，對於休閒功能持著高度肯定者，其參與度愈高，反之則低。要了解休閒的全貌，勢非先對休閒的功能加以探討不可。

休閒活動對於個人及社會均具有重大功能，也就是休閒活動的有效運用，對人格發展、工作效率、人生目標、社會文明的提升，均有密切的關係與影響。就個人而言，可促進身心健康、調劑身心、擴大生活視野與改善人際關係、豐富精神生活等。對社會而言，可促進經濟進步、改善社會風氣、創造出和諧的社會。從社會心理學的觀點，休閒被當作促進集體行為發展的歷程，從休閒中可以尋求樂趣而遵行團體行為規範，並確認及扮演個人的社會角色和團體成員的互動關係，進而模塑社會統合行為。從心理學的觀點，則休閒之主要功能在於發洩、疏通以及調和情緒，補償角色期待所受的精神壓力和自我能力匱乏的心理感受，使壓抑沉悶或憤恨不滿的具有破壞性衝動力量，以藝術化和昇華的方式表現，防止可能產生的病態心理或偏差行為。此外，並可增進個人的行為發展功能——身體機能和智力的增強，內在情緒力量的平衡和社會關係的調和，對自己和現實的態度、行為準則和價值觀的組合作用。

第八章　健康促進與醫療保健

前言

從社會觀念來看，傳統社會對於老人的刻板印象就是「老弱殘病窮」，彷彿老人就是社會上的弱勢族群，需要協助與照顧。正因為我們對老人留有這樣的刻板印象，致使長輩會因為消極負向的社會期待而自我弱化，忽略了自己其實對社會仍有能力、能有貢獻。反觀全世界人口也正同樣面臨高齡化的發展趨勢，但已開始推動正向積極的老化觀念，建立高齡社會的新圖像是帶動高齡社會正向發展的重要課題。

老年民眾的健康照護在現代社會中至為重要，而老人健康照護的推動需要多重專業的密切合作方能永續推動。從整體需求來看，我國傳統的高齡政策主要聚焦在弱勢失能老人的照顧，試圖用社會福利手段來解決高齡社會的問題；但高齡人口多數是處於健康、亞健康狀況，失能人口比例遠低於他們，站在老人整體需求來看，我們不應該將政策範圍侷限於失能者的長照或弱勢者的福利，「全人全照顧」會是未來翻轉政策的重要軸心。

第一節　高齡者健康保健的意涵

人類的文明與社會，隨著科技的發展，在不斷地演化中。面臨即將進入廿一世紀的今天，變動尤其巨大。科技的發達，促使分工愈來愈細，乃無可避免的趨勢。各行各業之分工，愈來愈細，也愈來愈專精。由先進國家的發展經驗，整合性照護計畫確實可有效解決目前服務片斷、資源多頭馬車問題，可資借鏡的部分包括：以個案為中心，整合組織、服務輸送及財務給付系統，連結基層、急性醫療與長期照護，整合來自健康、社會服務及財務資源，善用個案管理／照顧管理制度、老年周全性評估及跨專業團隊合作模式，未來可透過小型實驗性計畫試辦整合性照護模式在台灣之可行性與成效。

高齡社會，正是一種成就的顯現，其顯示社會經濟的發展，所以，「老化」主要並不是一種生理過程，而是一種社會過程或文化過程。中老年慢性病的病因，通常是屬於多發性的原因，包括遺傳基因、外在環境、生活方式以及個人生物學老化過程的變異等相當複雜而且彼此間互動的關係。從生物醫學觀點來看影響身體健康因素有四：

表 8-1　影響身體健康因素

項目	內涵
生物因素	如：遺傳、身體成熟度、器官功能、老化、家族遺傳疾病
生活型態	如飲食起居、抽煙、喝酒、肥胖、營養、生活習慣
環境因素	如：空氣、水、土壤、交通、住宅
醫院設施	如：健康照護、預防注射、疾病診斷、治療、復健、醫療資源

（資料來源：作者整理）

我們知道維護身體的健康是非常重要的，認識自己的身體愈多，知道的愈多則愈清楚自己的情況。要趁年輕的時候培養健康生活習慣，鍛鍊好身體，到老年仍要繼續養生保健，生活才會過得愉快，其中最重要的是生活型態，平常就要有良好的生活習慣，三餐均衡、固定運動、不熬夜、戒煙、戒酒、不暴飲暴食……等，平時就要保養，才不易罹患疾病；疾病的發生有百分之四十以上和生活型態有關，相對的也不得不引起國人的注意。疾病不但與生物遺傳因素、基因有關，也與外在壓力有相關性，當壓力一大，若平時的應付機轉無法承受時，會危害身體，可能會造成疾病，嚴重時會破壞家庭和諧，使家庭失能、瓦解。

疾病對老年人的衝擊，不僅影響人類的平均壽命（life expectancy），而且造成醫療費用的拮据，成為現代社會的沈重負擔。因此，如何來延緩老年疾病的發病，縮短它的症狀和不能行動的時間以及延長人類壽命到最大極限，有效的預防老年疾病，已成為老年醫學之預防性健康照顧政策的最終目標。身體的健康，就是維護體內各個器官的功能正常運作，就好像一部機器的各個部門和零件的維護，保養重於修理，保養得好，壽命就長。健康是保持身體於最佳的狀態（不是沒有病就是健康），能促進老年人健康的手段有：

1. 定期性補充最新資料的病史及身體檢查。
2. 預防性照顧、篩檢及早期診斷之計畫。
3. 運動計畫。
4. 營養計畫。
5. 從教育及社會支援網，改善心理上適應的方法。
6. 免疫：目前可行措施是對易受感染病人給予流行性感冒的預防注射。

預防勝於治療，為了減少醫療資源的消耗浪費，和降低社會的資源成本，以及讓老年人在晚年期過一個舒適、幸福、高品質的老年生活，從年輕時期就應該注意身體的健康、衛生，培養良好的休閒嗜好，恆持運動的習慣，以及維持適切的人際關係來預防老年及症的發生。良好的健康照護環境能增進長輩的健康與尊嚴，不適當的處理與介入反而會造成長者不可逆的功能下降。老人照護的模式隨著時代而有不同的方式。目前的方式是以醫院為中心。老人有病就送去看病，甚至住院。最好的照護模式應該是以整體性的評估選擇其最適合目前身體功能性的照護地方，以社區為中心的老人社區發展性支持網路，作為參考就醫、就養選擇適合的機構。

老年人之疾病預防與健康促進的目標在於如何讓疾病造成的傷害減到最低，並能維持身體功能和獨立生活。根據一九七五年 Morris 對於疾病預防的分類，可分為三級，分別敘述如下：

表 8-2　Morris 對於疾病預防的分類

項目	內涵
第一級預防	保有理想的健康狀況，預防疾病的發生，根除造成疾病的原因，包括預防接種，衛生教育，改善生活習慣，生活方法的諮詢和公共衛生服務。
第二級預防	早期發現診斷無症狀的隱疾，阻止或停止疾病的進行，包括定期健康檢查，高危險群病人篩檢，子宮頸防癌抹片和乳房自我檢查等。
第三級預防	治療已發生之疾病及併發症，改善其預後並復建，恢復或維持其功能，使不能獨立生活及活動。例如：幫助中風、骨折、截肢或關節病患的復建、恢復視力衰退、聽力衰退、心臟病或肺部疾病、癡呆症患者的功能，改善其生活品質，對環境的適應力，以及恢復其身體、社會或心理的功能等。

（資料來源：作者整理）

許多不正常生活型態如吸菸、喝酒、缺乏運動、飲食不均衡等，使老人易罹患慢性病；規律的體能運動可以減少心血管疾病、憂鬱、糖尿病和骨質疏鬆症等，健康飲食如低膽固醇及高纖維飲食可預防心血管疾病和癌症；正確的生活型態對老人疾病預防甚為重要，定期健康檢查亦有助於早期發現疾病、早期治療。

第二節　高齡者健康保健的重要

從平均壽命延長、疾病慢性化與國人十大死亡原因的分析，加上國內在長者就醫與經濟安全制度已建構的基礎上，健康促進、社會參與、生活品質提升與協助長者自我價值的實踐，皆是目前與下一階段的努力方向與具體目標。而針對長者健康風險（如罹病率、失能率、死亡率等）、醫療資源耗用及生活品質之間差異的探討，也是可發展的方向。人類老化的生理改變有四大特色：全面性、漸進性、退化性及內在化（Goldman, 1979）。而老化會發生在於包括皮膚、肌肉骨骼、心臟血管、呼吸、神經、消化、內分泌、泌尿生殖與特殊感官等系統，較明顯的特徵有：皮膚出現皺紋、白髮，以及視力、聽力、反應時間、注意力、集中力輕度到中度的改變等。生理上的變化同時也造成高齡者心理上的不安、退縮、依賴，總而言之，就是失去了自我控制感。

落實初級預防衛生服務，以健康促進導向，從個人、社區（部落）到國家，培養個人生理、心理、社會健康行為與正確認知、營造社區（部落）、職場等支持性環境並規劃健康政策；落實推動多元防止跌倒對策、規律運動習慣及保持口腔衛生三方面，以提高老年人自然牙齒數，確保老年人健康功能，減少失能人口。改進影響健康之不良嗜好：

表 8-3　影響健康的不良嗜好

項目	內涵
抽煙	佔所有引起死亡原因，有害的不良嗜好的七分之一，包括引起高血壓、中風、動脈硬化、心肌梗塞、肺癌和慢性阻塞肺部疾病。實證研究，停止抽菸後，心肌梗塞的發生率有意義的下降。
缺乏運動	為引起死亡的危險因子之一，包括引起冠狀動脈疾病、中風、骨質疏鬆症，如果老年人有計畫的規律運動，每天的活動包括戶外運動、散步、曬太陽、爬樓梯、搬東西等，可減少跌倒的發生率。
營養不良	由於有重度慢性病、功能衰退、行動不便、記憶力衰退、抑鬱症、單獨生活缺乏照顧或經濟困難，無法去買食物或烹飪食物，或有嚴重口腔疾病、牙周病、假牙不合，影響食慾，一天三餐不繼。另外，肥胖，容易引起冠狀動脈疾病（膽固諄和鈉攝取過多），以及高血壓（鈉攝取過多），以及大腸直腸癌（肉類攝取過多而纖維攝取不足），骨質疏鬆病（牛奶、乳酪、綠葉蔬菜等含鈣食物攝取不足）。
酗酒	老人酒精濫用，容易引起高血壓、中風以及與酒精有關之疾病的高危險群，如酒精性肝炎、肝硬化、交通意外事件、孤獨、抑鬱、自殺、跌倒以及社會隔離。
睡眠不足	容易引起精神恍忽、異常與錯亂、抑鬱、失眠、老年癡呆症和功能性障礙。

（資料來源：作者整理）

「一人長壽，眾人扶」，長壽除是個人如基因、生活方式及健康行為等層面的綜合影響，又涉及整體社會環境結構與資源分配的議題，故延緩長者失能，提高長者生活品質，減低醫療與福利支出，雖已成為高齡社會及眾多長者，共同的理想與努力的方向。

老化的過程是漸進的，老年人要花很多的時間和精力去適應老化。這個時候，如果再加上疾病的威脅，老年人要承受的壓力更多，發生問題的可能性也就愈大。疾病病因是錯綜而複雜的，任何疾病的病因皆是多元化而並不單純的。生理、心理、社會與環境等之經驗或刺激不僅僅是扮演著疾病的發生的因素，它能夠影響到體質的變化，而形成疾病的原因。老年人對疾病的反應與對老化的反應一樣，有很多的個別差異，現在僅就常見者，提出討論：

表 8-4　老年人對疾病與對老化的反應

項目	內涵
疏離感	老年人由於角色的改變，原來與朋友、親戚、子女間親密的關係，變得疏離。
孤獨感	如果加上因生病無法自由行動、外出覓友，因住院家人無法經常探望、照顧，老人會覺得自己被拋棄了，寂寞與孤獨的感覺更加強烈。
不安感	生病會加速老年人失去對周圍環境、生活事件的控制能力。這種身體與精神統合能力的喪失，會引起老年人強烈的焦慮與不安全感。
焦慮感	如果需要住院，突然離開熟悉的環境，進到一個沒有親人，只有常規的醫院接受陌生人的照顧，對老年人是一種很大的威脅，焦慮感明顯的增加。
哀傷感	老年人因為經歷了較多的失落，而且失落需要較長的時間復原，所以對健康的再失去，適應會很困難。
憂鬱感	由於從事一些建設性活動的機會受到限制，自尊與自我價值感降低，而覺得哀傷、憂鬱，甚至會有自殺的念頭或行動。有些老年病人，會將這種難以忍受的失落，歸罪於子女或外人，認為是別人支配他、控制他，因而責難別人。嚴重時，會出現妄想的症狀。
依賴感	生病會使老年人更需要別人的幫助，這種依賴性的增加，往往使自我價值感已經降低的老年人，覺得自己給家人帶來情緒上、生活上、經濟上更多的負擔及困擾，而覺得歉疚。

（資料來源：作者整理）

學者 Green & Kreuter（1999）提出，健康促進是有計畫的結合教育、政治、法律和組織支持，為促成個人、團體和社區具有健康之生活狀況所採取的策略或行動。提供高齡友善醫療服務，強化連續性照護，促進醫療資源有效運用，減緩高齡者罹病導致失能，確保高齡健康生活。綜合言之，健康促進為增進個體與團體的健康認知，導向正確的心態及積極的態度，以促使行為之改變，並尋求身心健康的方式，來提升生活滿意。健康專業人員因具有專業知識，應與老年人建立夥伴性關係，透過衛生教育的實施，激發老年人在健康促進行為的潛力。透過老年人本身的努力及健康專業人員的共同合作，相信必能使老年人活得更為長壽健康。我國於二〇〇九年制定「老人健康促進計畫」，以四年為期共有八項執行策略，分別為：1.促進老人健康體能；2.加強老人跌倒防制；3.促進老人健康飲食；4.加強老人口腔保健；5.加強老人菸害防制；6.加強老人心理健康；7.加強老人社會參與；以及8.加強老人預防保健及篩檢服務。老人健康促進的願景為「使老人都能提升健康促進知能、執行健康生活形態、延緩老化、延長健康餘命。」

第三節　失智症對長者健康衝擊

老年人最重要的問題，首推健康，老年人健康問題，廣義的包括新發生的急性和慢性病，已存在疾病的復發、外傷和急性發作慢性病的併發症等。例如：中風、大小便失禁、骨質疏鬆症、牙周病、聽力視力減退、功能性衰退、跌倒、不能行動、抑鬱症以及需要仰賴住院、住養老院、臨終照顧及死亡。老人年常見的疾病包羅至廣，其中最常見的有：腦血管障礙、高血壓、心臟病、動脈硬化、糖尿病、老年痴呆症、關節疾病、骨質疏鬆、肥胖、惡性腫瘤、肺炎及慢性阻塞性肺疾、白內障、青光眼、視網膜剝離、外耳炎、重聽、耳鳴、暈眩、排尿障礙、尿失禁、更年期症候群……等，無論是任何一種或多種，都要長期地予以控制。若是沒有健康的身心，很難有一個快樂的人生。一般而言，老年人即使沒有重大疾病，也會面臨老化的現象，這是無可避免的生命現象，我們實在必須學習面對它。所以要以保健的觀點來延緩老化，包括：適當的飲食、平衡的營養、適度的活動、健康的娛樂、充分的睡眠、通暢的排便以及心理的衛生……等。反之，如果有某種疾病的存在，那必須適切地面對它，及時地治療與控制。「病理老化」意謂著個人遭受到疾病的迫害，例如：退化性關節炎、糖尿病、老年癡呆等。從對健康的生活及生命危險的角度來看時，老年人常見的疾病有：

表 8-5　老年人常見的疾病

項目	內涵
高血壓	台灣高齡者多數患有高血壓。
心臟病	包括冠狀動脈疾病、高血壓及其他原因引起者。
動脈硬化症	可引起冠狀動脈疾病、腦血管障礙及其他。
老年失智	高齡長者隨著年齡增長失智的風險增加。
腦血管障礙	在台灣常可見到，也是造成老人死因之一。
關節疾病	老年人常見的疾病是關節炎病，包括風濕性、類風濕性、退化性等。
骨質疏鬆症	長者罹患比例較高，且呈現女性較多。
糖尿病	因飲食、遺傳等因素造成對高齡者困擾的疾病。
惡性腫瘤	不是老年人專有，但年紀越大得病率越高。
感冒及肺炎	如支氣管炎、肺氣腫老年人得病較危險。
意外事故	老年人肌肉、關節功能較差、視力及反應動作也不好，故易生意外。
生理障礙	聽力、視力障礙會影響老年人的生活品質。

（資料來源：作者整理）

失智症依照拉丁文 dement-，edmens（瘋狂）加上 ia（病態）之意。Drs Pearce（皮爾斯）及 Miller（米勒）醫師解釋為：「失智症係一種症狀，源自於大腦的疾病，時常是進行性的，呈現智能及人格的頹退，反映出記憶力、定向力、思考能力，以及情感的障礙。」然而他是於人類的抽象思考成熟約滿十五歲以後發生，而意識狀態必須是清楚的。老年期失智症的罹患率會隨著年齡的增長而增加。老年前期失智症包含 Alzheimer 病，Picks 病，Huntingtons 舞蹈症，以及 Cretzfeldt-Jacob 病等。失智者呈現的反應有：

表 8-6　老年失智症的反應

項目	內涵
記憶力	大多數首先被家屬、熟人發覺近事記憶力的缺失，例如健忘，藉故逃避或厭棄別人的發問，關於最近發生的事物，常虛構故事來填補記憶力的缺損空隙。晚期則遠事記憶力亦受損。
注意力	早期會出現記憶力分散，例如對著窗口失神發愣很久，容易受外界環境的刺激或干擾而分神，或是只能盯牢單件事情，而無法輕易地將記憶力轉移到其他的刺激上。
定向力	早期即困難於抽象的時間觀念，晚期則逐漸喪失具體的地、物、人等定向力。
整飾力	除了額葉萎縮的患者於早期顯得髒亂之外，大多於晚期才發生疏忽個人衛生、外表及生活上的自我照顧。
判斷力	早期可能是清晰的，然而其進展過程當中，意識是呈波動狀的變化，此變化也受外界環境對感官認知功能的刺激所影響。有些患者不一定整日乖順退縮於屋內一隅，卻是漫無目的地在外地遊蕩亂闖，而不知如何返家。
構圖力	早期即顯出描繪或模仿線條圖畫的困難。且 Alzheimer 病患者之於水腦症的患者所描繪的更困難。
語言力	早期即呈現語言內容的貧乏、嘮叨、說話重複或繞圈子、刻板化等，逐漸地出現語意的整合及理解減退，唸錯人、物的名字。晚期則出現語音迴響、刻板的語調、字句停頓、認字不能，或失語症等。
知覺力	於早期及降低或扭曲，而容易誤解事物，而產生疑心或妄念。

（資料來源：作者整理）

依照病因的不同，呈現有欣快感、冷漠無情、易激動等。約有25 至 30%患者產生憂鬱的症狀。由於患者長期處於智能障礙的困擾之下，生活頗感不便，而變得孤立與退縮、寂寞、依賴、幼稚、固執、刻板與自卑。也不能接納外界環境的變化，及適應新鮮、陌生的人事地物。反之，夜晚人靜、光線昏暗的時候，因為感官的刺激減少，患者對於周遭的人事物捉摸不清，混淆潦亂而容易產生杯弓蛇影、風聲鶴唳、草木皆兵的心態，而產生了缺乏安全感、疑心恐懼、無理取鬧、妄想、幻覺、錯覺、失眠等的精神狀態。外界環境的

表 8-7　對失智症老年人生活上復健

項目	內涵
給予現實定向	隨時糾正或提醒其人、時、地、物等定向力正確的觀念，使患者減少因定向力正確的觀念，使患者因定向感錯誤，或認知（cognitive）的誤判所引起的恐慌、不安、錯覺及幻覺等，都需要即刻改正。假若時常走錯房間，或找不到廁所，則在房間及廁所上用鮮豔的圖案來標明位置。
環境光亮鮮明	患者的住處房間要寬敞通風，乾淨整潔、光線要明亮、圖案的色彩要鮮豔活潑、擺設的家具要生動，時常變換。最好有優美的音樂配合，藉以增進知覺功能的刺激，減少退化。
維護個人衛生	患者個人衛生的自我照顧能力較差，容易再度感染疾病而增加癡呆症的惡化。所以應該隨時隨地關切其個人衛生的維護，例如要勤洗澡、剪指甲、梳頭髮，衣服及被褥要時常換洗、曝曬，維持正常的便溺習慣，保持生活環境的衛生整潔。
營養均衡飲食	患者由於心智受損，對於飲食習慣可能缺乏控制的能力，有時候大吃一頓，有時候卻拒食，一點都不肯吃，幼稚而固執，一曝十寒。若有偏食的習慣，造成營養不均衡，消化不良，而加重疾病的進展。
多做身體活動	嗜氧性的運動，例如體操、慢跑、快步走、游泳、打羽毛球、網球、騎自行車、打太極拳等，不但可以消除緊張、安定睡眠、促進血液循環、新陳代謝、增加食慾及排泄，並且可以添加生活的樂趣及信心，然而耗氧的運動，則不適宜。
預防意外傷害	患者欲從臥姿站立起來之前，需先坐勢數分鐘，讓血壓的調節適當之後再站立起來。合併有神經障礙或身體缺陷的患者，行動不靈活而容易跌倒，或意外傷害，宜多留心照顧，床鋪不宜太高，地板不宜太滑太硬等。吞食藥物或吃東西，切勿急躁，避免誤入氣管而窒息，或造成吸入性肺炎。
鼓勵參加活動	患者由於身體的疾病、殘缺，行動不便等，害怕發生意外之故，而不願外出活動。因此整日退縮屋內，生活圈子變小，不但顯得孤單寂寞，且因缺乏活動，產生感覺剝奪，而加增憂鬱症及癡呆症的發生機率。
多安撫與陪伴	患者有孤獨、畏縮、幼稚、自卑、憂鬱、疑心等心裡的困擾，而需要有人陪伴他，跟他做朋友，藉以維護其安全感、愛與被愛、歸屬感、自尊心，及價值感等，也能夠增進其人際關係及社會生活的和諧。
培養正當嗜好	研究發現，當我們正在看書思想，做手工藝品、打麻將、拉琴等精細技巧動作的時候，腦內的紅色區增加，藍紫區減少，表示腦內血液循環流量增加，營養及氧氣的吸收量及腦細胞的活動量亦熱絡起來，而活化了腦神經細胞；反之，假若靜止不動的人，也不思想的狀態下，其腦內核子醫學的檢查呈現大部分的藍紫區，顯示了腦內細胞的沈寂狀態，而氧氣及營養吸收不良，腦內的毒素排泄受阻而逐漸形成腦細胞的萎縮、頹退等，容易導致失智症。

（資料來源：作者整理）

刺激太多、太少皆同樣會引起其他心理及精神的狀態。外界環境的刺激太多、太少皆同樣會引起其心理及精神的症狀。

有些失智症的患者，由於身體合併其他疾病，或因缺乏運動，日久之後其神經血管運動的調節功能降低，老年人因血管壁缺乏彈性，容易因突然從床舖上或低姿勢站立起來而產生「體位性低血壓」，尤其解完小便，不再尿脹了，血壓就降得更低，而昏倒在廁所，或因而跌倒、骨折、外傷等。

患者可能因有某方面身體的缺陷或殘障（如神經症狀），或由於行動不便，全身乏力之故，害怕意外傷害而不敢運動、出門，以致於體力更差。且合併患有糖尿病、心血管疾病、腦中風、高血壓等類疾病者，更是難以治療。缺乏活動者容易形成失眠、胃腸的蠕動緩慢、便秘，而減低了食慾，使得營養吸收不夠。

假若患者有過度悲傷或情緒激動之時，照顧者需體諒其幼稚、退化的心智狀態，如同小孩子般地情緒化，易衝動、不能等、馬上要的自我中心態度，以及依賴，且害怕分離的特性，而給與撫慰之。有時候身體方面適當的接觸、安撫之非語言的溝通（Non-Vebral Communication），例如握握手、輕拍肩背、撫摸臉頰、額頭、擦乾眼淚等，較優於語言的溝通，說太多的道理，患者不一定能接受或瞭解。合併有妄想的患者，身體的接觸宜小心。合併有失明的患者，也因較敏感、多疑，而不宜輕易地去撫摸他們，免得弄巧成拙，反而被列入其妄念的思考內容之中。陪伴者也勿時常更換新人，或請陌生人代替，免得患者無法適應陌生人，而威脅了其安全感，而產生了分離的焦慮感，激動了情緒，影響其病情的復健治療之推行。

許多老年人於年輕時代興趣狹窄，不懂得培養正當的娛樂、嗜好、藝術或各項生活調劑的習慣，到了晚年的時候，想要學也學不來，亦更沒興趣及動機來學習新的嗜好或各種技藝，結果整天待在家裡看天花板或沉思默坐，社會化生活孤立及退縮，成天躲在又暗又小的房間內，產生感覺剝奪，減少外界的刺激，而導致越來越退化，越來越失智。所以於年輕時期即應該趁早養成有益身心健康的各種活動、嗜好、藝術等生活調適的習慣，以備晚年時期仍然可以繼續享受生活的樂趣，活化腦細胞而防制老年癡呆症的發生及惡化。照顧者在合適的時機，不但要鼓勵患者投入社會的人群團體之中，而要奉社會人士用愛心、忍耐來接納患者，免得患者因自卑、憂鬱、孤寂，而更退縮。

中老年人的疾病是人類老化必然的過程，也是無情的事實，其最痛苦、最明顯的特徵是慢性疾病的緊急惡化。這些老年疾病，更正確的意義是與時間有關的疾病，譬如，動脈硬化症、冠狀動脈或腦血管疾病、骨關節炎、高血壓、慢性肺部疾病和非胰島素依賴型糖尿病等，均有很長一段的潛伏期，到了中年或老年才出現臨床症狀。

第四節　高齡者健康保健的作為

健康促進活動成功推動，能使高齡者生活型態變好，就醫服務的次數顯著較少（謝麗卿，2007），並能減低慢性病困擾、降低寂寞感與憂鬱狀況（王秀文，2007），達成活躍老化的目標。身體內部的老化會產生個體功能性的衰退，引起其他心理的因素，因此，高齡者可藉由掌控並增進自身健康的過程，達成個體在身體、心理、社會能力的維持，以保持身體的最佳狀態，並經由有效率的學習，讓高齡者願意學習、勇於學習，朝向優質性的老化，由「成功老化」

進而達到「活躍老化」的目的。成功老化之模式，是採取生命歷程（Life Course）視角，導入風險管理與事前預防，積極從前端思考，盡早為民眾健康老化做好準備，而非只針對衰老重症病人的處理。Rowe 與 Kahn（1997, 1998）認為要同時擁有才能達到成功老化，分別如下：

表 8-8　老年人對疾病與對老化的反應

項目	內涵
減少疾病與避免失能	隨著年齡的增長，身體功能難免會退化。為了避免疾病和失能的產生，個體應秉持預防勝於治療的觀點，採取定期檢查的預防措施，同時也重視均衡的飲食和適度的運動，進而降低慢性疾病的危險因子。
促進健康與正常行為	延長個人健康壽命，強化民眾認知為基礎，提升長者口腔、生理、心理及社會健康識能與自我保健觀念。整合資源推動個人健康促進計畫，透過營養、戒菸、用藥諮詢、規律運動及減少風險行為，提升長者健康識能並促使其重視自癒力。
維持心智與身體功能	高齡者和年輕人一樣，希望能過獨立的生活。關懷心靈健康須提供對策，對症下藥，身體健康與心理及心靈健康密不可分；而心靈健康，可從對人生意義的追尋、生活品質的提昇、活得有尊嚴、實現願景、參與宗教信仰等方式著眼，以朝向全人整體健康的關懷生命目標邁進。
獨立自主自理生活	獨立性係指能夠獨自居住、照顧自己、自理日常生活所需。高齡者若能維持高度的心理和身體功能，將有利於他們過獨立的生活。其中，又有三項需特別注意的事項，分別是功能喪失無需過度緊張、許多功能的喪失是可以事先預防的、許多功能的喪失可失而復得。
保持持續參與生活	與他人保持親密的關係，以及持續投入有意義和有目的的活動，對於成功老化而言乃是相當重要的。換言之，成功老化的任務即在於，與他人建立親密的關係，以及從事有意義的活動。另一個被廣泛用來解釋成功老化的理論由 Baltes 與 Baltes（1990）所提出。他們考量整體系統面及生態環境面提出了「選擇（selection）、最適化（optimization）與補償（compensation）」模式，簡稱 SOC 模式。該模式認為老化的成功與否在於心理適應歷程的好壞。

（資料來源：作者整理）

健康分為二部分，即身體（如：各器官）的健康與心理的健康。聖經說：「喜樂的心乃是良藥，憂傷的靈使骨枯乾。」保持身心愉快，心情放輕鬆，疾病才不會降臨在我們身上，百歲人瑞就是活的無憂愁、掛慮，隨時充滿盼望與遠景才活的快樂；所以常保有喜樂的心，一些可怕的疾病如：癌症、心臟病等就不會發生。機器只有物理的保養，而人是要身心的，所謂保養重於治療，一分的預防重於十分的治療才可減少疾病發生並延長壽命。

因為，隨著年齡的增長，個體的身體機能與社會功能也在慢慢的消失，高齡者必須學會面對能力之「失」大於「得」的現實。而當個體的資源不足以達成所有的目標時，個人會從中「選擇」特定目標，並將現有資源針對這些目標作「最佳化」的利用。反之，對於失去的功能則尋求其他方式來獲得「補償」，如尋求他人的幫助或改變做事方式等。營造一個提供長輩保有健康、參與及安全的友善環境與服務，非一蹴可成，也非單一單位、機關所能獨力完成的，這整個過程除了衛生部門向來的職志「健康」之外，藉由「營造高齡友善健康環境與服務」，破除對長者的刻板印象及歧視外，更能集結眾人之力，持續創新並營造活躍不老和諧社會。

與「遠距醫療」很接近的專有名詞「遠距健康（telehealth）」則有一個比較廣泛的定義，指的是利用資通訊科技進行遠距健康照護相關的活動，但並不一定是臨床醫療行為，像是透過遠距生理訊號傳輸，以監測使用者的健康狀況，甚至透過遠距教學的方式對醫護人員進行在職進修課程，都是屬於「遠距健康」的應用範疇。早在一九八八年，加拿大便對「遠距居家照護」一詞做了如下定義：「為利用資訊通訊科技，使能在病人家中有效地提供並管理健康照護服務。」機構式遠距照護的執行方式，係透過網路與醫療院所連線，提供機構住民心血管相關生理訊號（血壓、脈搏、體溫、SpO2）的收集、分析與監測，輔助醫師做治療判斷，針對個案異常狀況做警示，提供機構住民長期與個人化的健康管理資訊服務，降低診療誤差，減少再住院率，改善住民健康狀況及減少醫療資源消耗。服務內容則包括以下五項：

表 8-9　老年人對疾病與對老化的反應

項目	內涵
遠距視訊服務	住民發生醫療照護問題，可透過視訊設備，獲得醫療專業人員之諮詢及照會服務。
遠距生理量測	利用血壓、體溫、血氧、心電圖及脈搏多合一生理量測儀器與血糖測量，為住民進行測量，並將生理資訊儲存及判讀，醫院將提供警示提醒、照護指導、追蹤管理等服務。
視訊探親服務	由住民或家屬和護理之家協調探視時程，在約定時間裡，家屬與住民可透過視訊進行遠端探視。
遠距衛教指導	利用多媒體方式，醫院專業團隊可為護理之家人員提供單向或雙向衛教課程。
藥事安全服務	醫院藥師、專科醫師提供用藥諮詢指導及藥品安全規範，並提供重複用藥及藥品交互作用等專業判斷，提升住民的用藥安全。

（資料來源：作者整理）

高齡長者常因身體疼痛、不舒服等而變得不想動，常處於坐著或臥床休息，進而造成身體與日常生活功能快速退化，有越來越多家庭由家中成員，協助高齡長者，尋求相關復健醫療服務，並透過專業人員的教導，在家執行簡易的居家復健運動，協助長輩降低或延緩老化所帶來的身體與生活功能退步的速度。老人健康的生活型態包括：健康飲食及運動、避免不良嗜好、防止意外傷害、預防性健康照護行為（含健康檢查、預防注射、壓力調適、自我實現和建立社會支持網絡等）及避免環境中之危害。推廣居家醫療等相關服務，組成居家照護團隊，提供整合性社區化醫療服務，協助急性後期或失能長者回歸社區生活。

我國老年疾病預防與健康促進之重點在於教導民眾老人疾病防治相關知識，減少危險因子，進而建立健康生活型態，以維護老年人身體健康並達成功老化之目標。有效運用醫療資源，整合醫療服務與智慧科技：結合大數據及雲端藥歷，完善建置並推動「健康存摺」系統，除讓高齡者可即時取得健保就醫資料，藉此瞭解自身健康狀況，做好自我健康管理外，就醫時亦可提供醫師參考，改善醫病間資訊不對等關係，提升醫療安全與效益；推動高齡整合醫療模式，落實遠距照護機制，營造友善醫療環境，同時推廣善終觀念，以有效運用醫療資源，減緩多重疾病對高齡者生活品質的影響。

老年人預防性健康照顧的角色，對於與延長平均壽命有關疾病的沈重負擔的認知有極密切的關係，如何運用有效的預防措施，達成健康促進的目標，減少因年齡老化而引起不必要的的罹病率和不能行動，必須活用預防性建議事項，以及嘗試新的、和諧的老年人預防性健康照顧政策，才能達成目標。

結語

以先進國家如：澳洲、日本、美國、法國……等在人口壽命延長的狀況下，也講究生活品質、注重水資源、空氣、土壤的淨化，減少污染以提高生活水準。所以工業進步相對的也要顧到環保，我們台灣目前環保意識已慢慢抬頭，在台灣平均壽命增加的情形下也應做好環保、注重預防保健、減少疾病發生，所以要從年輕時就要鍛鍊身體，隨著年齡增加，相對的減少社會負擔，減少醫療資源的浪費。

我國於二〇〇八年訂定之「二〇二〇年健康國民衛生政策白皮書」中，建議老人疾病防治目標為「積極老化、預防失能」，希望已罹患慢性病的長者能得到更適切的照護，以提高生活品質與維護生命尊嚴。「老」是個人與社會的成功，是值得驕傲。鼓勵自在樂活的老年，政府必須用具體政策，注入人性化、科學化、產業化、國際化、互助化的元素，來正向看待「老」的議題，化危機為轉機，並引領產業界看見老化潮帶來的需求，例如：休閒、養生保健、資訊科技、行動輔助及各種居家友善設計。我國推動「營造高齡友善健康環境與服務」計畫，即在落實「健康老化」、「活躍老化」政策目標，降低高齡長者失能率、依賴率，延長並普及「健康餘命」，讓長者更能享有健康、參與及安全，並創造金色老年的永續目標。

第九章　高齡者健康促進與社會參與

前言

由於醫藥衛生進步、國民營養改善、生活水準提高及傳染性疾病的有效控制，使國民平均餘命有顯著的延長，男性平均餘命已由七十五年的七十一歲增為一〇五年的七十七歲，同期間女性則由七十六歲增為八十三歲，兩性平均為八十歲，已達先進國家的水準。台灣社會邁入「高齡化」的現象。長期來看，如何妥善照顧老人，確實是一個應當未雨綢繆的課題。

高齡社會化裡如何讓老人過得有品質的生活是眾所關心的議題，而維持生活品質所必備的條件之一就是充足的社會支持。老人退休後，由於身分地位的轉變與角色的失落，人際互動逐漸減少，社會活動力降低，使老人常有被遺忘，與社會隔離脫節的感覺，且恐懼喪失權力，缺乏安全感，形成精神上的孤立與心理、社會的危機感。與重要他人的互動可以減緩壓力事件影響、提供情感支持，在關鍵時刻取得即時的幫忙並能提供重要角色的延續。老年人多參加社團活動、老年社、宗教活動等，可以接觸到更多的人際關係層面讓自己殘燭的生命焟焟發光，照亮教室、社區裡。

第一節　高齡者社會參與的意涵

高齡者如果適應良好，具有豐富的人生閱歷，優質的專業知能，將是社區最重要的資產。生產動機高的年長者，表現出較高的組織公民行為，由於智慧需要認知發展及對隨著年齡而來的情感支配，在許多文化中，高齡者因為其擁有多年豐富的經驗和良好的判斷力而被尊敬。從「智慧資本」角度來看，高齡者的人力是未充分整合運用的潛在資源，例如：高齡者可藉由參與部分時間或志願服務的工作，透過服務人群，將其智慧、經驗貢獻社會，實現「參與服務」的理念，減少老人人力資源的浪費。

表 9-1　高齡者的基本需求

項目	內涵
健康促進	這是最基本、最重要的保障，因此有關醫療照護體系、養生系統是我們所注重的。有了健康保障，身體狀態佳，自然在生活所需上期望能達到衣食無缺，各項物質需求有相當的滿足。
經濟保障	老年福利中對於老年人的經濟福利是不容忽視的。以前觀念認為老年人是由子女去奉養，隨國家經濟進步，老年人口增加，對老人照顧的觀念亦有所改變；老年人不只是子女的責任，也是社會、國家的共同責任及資產，政府應保障老人經濟安全，不論貧富都應使老人有基本收入，並維持尊嚴的最低需要。
家庭親情	有了健康、經濟保障後，我們也希望老人在親情、愛情中有歸屬感，這也牽涉到家庭倫理部分，希望三代同堂或同鄰，有親人、伴侶的保護，安享晚年。
社會關懷	對老年人要尊敬、禮讓且應崇尚敬老風氣，不要因為工商業的發達只講求效率，汲汲於名利，對老人不尊重，使老人活得不快樂；我們應讓老人活得有尊嚴才是社會對老年人的保障。

（資料來源：作者整理）

高齡人口的福利需求可分為老年人的經濟保障和福利服務兩個方面，傳統農業社會中的家庭養老，就是指老年人的經濟保障和福利服務均是依靠家庭來提供的，而工業化社會的養老方式則主要依靠老年人的社會保障體系和老年人的社會服務體系。目前政府或民間所能提供的服務相當不足，例如實際提供食衣住行服務和老人問題諮詢的機構就相當地缺乏。對於那些行動不便或生理狀況衰退的老人，我們不能只仰賴傳統的孝道來保護那些受虐或是被忽視的老人，宜加入老人在宅服務，以加強社區照護的發展。社會安全制度是解決老年人經濟保障的方式，主要透過社會保險和財政撥款等方式保障老年人的經濟供給，如退休金、醫療保險等；而社會服務體系是提供老年人服務保障的方法，如老年人的衛生保健服務、生活照料服務和文化教育服務等。先進福利國家的老年社會福利服務體系是由多種性質、多種類型和多種層次的服務網絡組成。在工商社會裡，夫妻多為雙薪家庭，老人日間乏人照顧的問題日益突顯，逐漸的使社區照護觀念受到重視，社區照護的落實必須和其他福利措施相結合，才能發揮福利的功能。

高齡者在工作能力的表現上較著重結晶智能，因此其可以投入結晶智能的工作任務，及傾向表現所擅長技能的機會。在歐美先進國家因應高齡社會的人力對策中，主要在於延後退休，促進再就業，追求合理、友善、有效地應用高齡人力資源（例如，OECD, 2006；日本，Higuchi & Yamamoto, 2003；韓國，Kim & Daniel, 2000）。

表 9-2 高齡就業與人力資源

項目	內涵
合理	講究政府政策以及企業雇用的正義性。
友善	在於提供支持與協助的工作環境與條件。
有效	在於建置就業供需的媒合機制，以及能夠發揮工作績效與工作滿足的職務設計。

（資料來源：作者整理）

為順應台灣社會急速高齡化和少子化，建立多元性老人福利政策有其必要性，老人福利政策的規劃要滿足不同社經地位和健康狀況及老人本身生涯規劃的需求。例如：健康照護問題，需要衛生醫療單位的配合；日間托老的服務接送，需要交通單位的支援；老人的保護工作，需要司法單位介入；居住安全則需住宅建築的調整。老人的安養並不限於身體的照護，老人心理的發展與尊嚴的維護亦不容忽視。

為因應高齡化社會來臨，近年來各國開始針對國內人口老化的現象，提出促進中高齡者及高齡者就業機會的方案，以提升高齡者之勞動參與率，避免勞動市場出現衰退。依據行政院經濟建設委員會台灣地區就業市場情勢及經濟合作發展組織（OECD）對主要會員國家如英國、法國、日本及南韓等調查報告所提有關高齡化及就業政策之分析及建議，對於因應高齡化社會就業潮流，未來我國政府施政應朝向鼓勵高齡人口持續就業並提供更多退休的選擇，且排除其持續就業及再就業的障礙、製造誘因增加雇主僱用及持續僱用高齡勞工的意願方向來努力，希冀能降低我國面對高齡化社會的衝擊。

表 9-3　開創高齡者活力社會的內涵

項目	內涵
彈性退休制度	藉由進行就業、退休與志工行為的瞭解，希望能從國家整體財政與世代公平的角度，處理我國延後退休、漸進退休與彈性退休的制度設計與創造新的工作機會。
友善就業環境	從維持經濟自主與社會參與，建立我國高齡者就業機會（含退休後再就業機會）的開創，並希望創造出友善的年齡職場，降低年齡歧視與偏見的影響，以促成工作經驗愉快，提昇工作品質。
提升志願服務	從促成社會參與及人力活化運用的角度，探討如何提昇我國高齡者的志願服務參與，以透過社會活動的參與，有助於健康促進，提升生活適應。

（資料來源：作者整理）

由於老化人口迅速增加，世界衛生組織及先進國家陸續針對老人健康方面，擬定方針，制定策略，使國家各層級重視健康促進的重要性，對健康風險作評估、監控與管制，期能達到預防保健的目標、完成年長者健康促進的心願。他們活力充沛，對社會文化與經濟發展開啟了不一樣的參與，況且多數的銀髮族，仍能打理自己的生活，自由活動。世界衛生組織強調高齡者生活品質指標有三：健康生活、財務安全，以及社會參與。面對高齡人口比例快速增加，勞動力人口銳減的社會，培養高齡者具有終身學習的觀念和能力是非常重要的，不但可提升長輩對新事物探索與學習的意願，也可帶動他們參與社會的各式活動，生活變得既充實又精采，身體也變得更健康更有活力，同時還能將智慧及經驗傳承並貢獻於社會。

隨著醫藥科技的進步，人類的壽命大大提高了，老人自六十五歲到他的人生盡頭，往往還有長達二十至三十年的光景，若不將他的能力做有效的運用，對整個國家社會而言是莫大的損失。老年人仍然需要工作，主要理由包括：經濟需求、自我實現、寂寞排遣、人際接觸、心理補償、老化延緩、自尊維護、精神寄託等。所以社會應把老人視為是一份社會的資源，不要因其漸老，就將之放棄或摒棄，而應積極地回應老人的需求，使此一需求得以投向生產。在社會建構老人福利制度的基礎上，加強社區自身照護體系，使老人獲得親屬、鄰居與朋友的守望相助而能在家中安養，成為一種照護體系。老少同堂可以形成隱含性的社會福利資產，藉由家庭結構和社區互助的功能，以提升老人生活品質。爰此，政府宜透過各種獎助及委託辦法，開辦老人社區照顧、營養午餐、老人住宅及保護網絡等服務，發揮社區照護功能，使老人能在家庭、社區當中頤養天年，實屬必要的做法。

當我們社會中的老人安養與照護問題日益受到重視之際，健全的老人政策亦將是推動社會福利工作的具體體現；就此，政府不僅應保障老人經濟安全、醫療保健、住所安全、就業保障、社會參與、長期照顧等權益，更重要的是所有的服務要能維持個人的自立、增進社會參與、促進自我實現、獲得公平對待和維護尊嚴，以達社會福利的目標，以落實「老者安之」的社會福利作為。

第二節　高齡者社會參與的重要

MacIntyre（1984）認為個人的行動意圖和認同皆植根於其所生活的社區之中，因此要理解一個人的行為和認同，需經由個人所生活的社區背景來了解。面對高齡社會的來臨，實需擴大傳統老人福利的範疇，將之視為全體國人共同面對的現實，更期盼全民共同參與，齊心一同迎接未來的高齡社會。為高齡者開設休閒性、康樂性、教育性的課程或提供其參與志願服務的機會，正可填補其空閒時間，提供社會參與的機會，也可協助他們建立正確的自我認知（self-identity）。老化帶來的身體機能衰退，也可能從單純生活上的不便，逐漸演變成「身心障礙」。儘管老化和身心障礙意義並不相同，但因老化導致身心障礙的趨勢則相當明顯。

美國老人教育學之父 Howard McClusky 在一九七一年指出，改善老人晚年的生活情況，繼續接受教育是必要的，並提出「需求幅度理論」，認為個體無論是在生命發展週期的任何階段，都在適應、處理並經歷其「能量」（energy）和「負擔」（load）的比例變動，特別是在老年期變動幅度更大。高齡化社會的教育、政策與創新做法，希望可以透過經驗交流，扭轉老觀念，為長輩打造樂齡新生活。老人經常面對的是需要想辦法維持他們在過去的歲月中所享受的能量（energy）和權力（power），如果個人在老年期時無法維持良好的狀況，他們可能會失去這些生存的資源；相反地，如果他們能維持好的狀況，他們可獲得新的資源、產生新的角色與責任，甚至發展新的生命層次。日本受到少子女化及高齡化的雙面夾擊，不過，日本以社區為中心，以老人為核心人物，讓老人在社區中共同學習與照顧小孩，解決老人無用及年輕人托嬰問題，非常值得我們學習。老人晚年生活的主要任務，就是學習重新安排生活中的負擔與能量，讓老人能量有餘，這就是為什麼要鼓勵高齡者持續參與學習的主要原因。家中若有長輩，可以注意從生活相處中給予正向的鼓勵及增強，或者邀請他分擔家事讓他覺得有被需要的感覺，重點不在建立何種生活能力，卻已增加老年生活的幸福感。

老人社會活動的參與越多，其人際關係較佳，生活滿意度較高，而且健康也較為良好。積極促進高齡勞動參與，強化就業媒合，提供高齡人力創業、就業之友善環境；提高高齡者參與志願服務量能，全面提升參與志願服務的社會風氣；鼓勵代間經驗智慧共享，創造老有所為、智慧傳承及社會融合的環境。近來，對於人口老化問題，焦點多著重於長期照護政策，但未來社會應該不宜只有長期照護的醫療策略，而是讓更多健康開朗的長者快樂生活學習，前瞻因應及早準備下半場人生的準樂齡族。促進高齡者多元參與、提高自我價值做為行動理念，積極促進高齡人力再運用，設計多元形式的社會參與機制，鼓勵高齡者將智慧經驗回饋社會、實踐夢想，達到老有所為、活力老化的目標。現在日本對於終身學習的政策有些改變，已不再是中央到地方由上而下的作法，而是由基層社區主導進而影響社會大眾，例如與當地居民及市政府合作形成多世代交流型社區，凝聚公民力量，改善整個社區氛圍及幫助社區的居民互相聯繫與支持，激發更多的新點子與創新方案，讓民眾翻轉老觀念。具體方向為：

表 9-4　高齡人力社會參與的功能

項目	內涵
增進長者身心調適	為因應勞動市場晚進早出的現象，宜參考國際經驗，規劃研議適齡退休與漸進式退休作法，鼓勵雇主根據工作者的年齡與健康狀況，適度調整工作時間、工作內容與工作型態，減緩高齡者退休後角色快速轉換造成的身心影響。
裨益社會服務風氣	避免退休對高齡者造成太大作息上的衝擊，推動高齡退休準備教育與服務，幫助長輩積極規劃退休生活；鼓勵初老服務老老，參與志願服務回饋社會，推動志工人力銀行，發展志工多元服務創新模式，提升高齡者參與志願服務量能，亦可全面帶動參與志願服務的社會風氣。
提倡世代智慧共享	第三年齡期的成人是有經驗的學習者，具有豐富的晶質智力與組織能力，學習者可在個人有興趣的領域持續發展個人的智力。規劃青銀共創機制，鼓勵青年回鄉，結合銀髮長輩專長，發展社區在地特色產業、在地社會企業或觀光產業，推動成立社區特色學習體驗，同時拓展青年工作者視野與跨世代行動思維，以創造老有所為、智慧傳承及社會融合的環境。

（資料來源：作者整理）

積極促進高齡勞動參與，強化就業媒合，提供高齡人力創業、就業之友善環境；提高高齡者參與志願服務量能，全面提升參與志願服務的社會風氣；鼓勵代間經驗智慧共享，創造老有所為、智慧傳承及社會融合的環境。強化高齡就業媒合及人力資料庫，研發高齡就業或創業模式，規劃設置高齡創業基金或貸款，積極促進高齡者再就業、創業；設計鼓勵企業留用或再聘僱高齡者的機制，排除高齡女性重返職場障礙。

人類平均壽命不斷延長，人口老化已成為世界各國一致的趨勢，更成為全球的普世現象，在這一波全球灰色化浪潮中臺灣也逐漸邁入高齡社會。成功老化為目標，協助老人能在所屬文化與價值體系下，根據其所設定的人生目標與期待，獲得生活各方面的安適感或滿足感，包含身體健康、心理健康、獨立程度、社會關係、個人信念以及與環境的互動等整體健康的提升，是不容緩的工作。日本與美國都比我國更早面臨高齡化社會的衝擊，有關活化高齡者人力資源的作法。

表 9-5　先進國家推展高齡人力社會參與的方式

國家	方式	內涵
美國	「老人社區服務就業計畫」	針對五十五歲及以上的失業低收入者及就業前景不良者，協助渠等參與以部分工時工作機會為主的社區服務工作中，促使這些人在經濟上能自給自足，無須依賴政府的社會福利資源，促使政府的資源分配更公平且更有效能。
日本	「銀髮人才資源中心」	運用現有公立就業服務機構空間的方式，結合民間資源於各地「高齡者人才運用中心」，提供各項就業服務、職業訓練服務，與退休準備規劃的諮詢服務等；透過人才運用中心，協助高齡者進行退休前準備、退休後生涯規劃、職業能力的維持與促進、短期及部分工時就業媒合及向企業推廣漸進式或延長退休的觀念。

（資料來源：作者整理）

今日的工業社會中，由於經濟的發展，導致生產規模、生活方式、家庭組織、生存機會的改變，尤其在醫藥衛生與保健方面的進步與發展，不但使死亡率降低，也使平均壽命提高，社會邁入「高齡化」的現象。人口快速老化，自然應將現有的體制與政策進一步充實，否則不但未來老人安養會出問題，青壯人口的負擔也會更加沉重。面對超高齡社會即將來臨，如何使老化成為人生正面的經驗，讓高齡者同時具備持續健康、社會參與及安全的生活，以促進健康老化提高生活品質，且提供高齡者有意義的學習課程、活動及新的經驗是活躍老化的最佳方式。長期來看，如何妥善照顧老人，確實是一個應當未雨綢繆的課題。老人的安養並不限於身體的照護，老人心理的發展與尊嚴的維護更不容忽視，因此老年人力的運用也有助於老人對自我價值的肯定。高齡者宜積極參與社會性學習活動，拓展人際關係，增進活躍老化。

第三節　高齡者社會參與的需求

社會支持可以增強個人對於生活事件變遷時的適應能力，而紓解為了適應生活事件所伴隨而來的壓力。顯然的，社會支持有緩和或調停生活上飽經滄桑之苦，或重大的變遷、創傷等之害，而保留著足夠的信心與希望可以繼續存活下去。人口老化伴隨的健康照護問題已被許多國家列為重大政策議題，這些國家積極發展長期照護體系以滿足身心障礙人口的照護需求。而讓老人留在社區中逐漸老化被認為是可維持老人獨立、自尊、隱私及照顧品質的關鍵。老人的社會權之保障，一方面是促使老人有機會改善其自身的條件，爭取更理想的地位；一方面是促使社會在和諧環境之下，增強老人活力繼續存在而不致於因貧富的對立而使社會問題更加嚴重。

有關高齡者健康促進生活型態及其活躍老化學習需求，此一議題如何去推動高齡者身心健康，提供其多元化、在地化的生活訊息，以滿足高齡者的自我成長與提升生活品質，開創自我實現的新境界，將是高齡社會相當重要的課題。參酌日本於建置「黃金十年計畫」為了實現所有的高齡者均能保有尊嚴、自立地渡過高齡期的社會，新黃金計畫提出四大基本理念，希望任何需要照護服務的人都能就近獲得服務以營自立生活；特說明如後：

表 9-6　日本新黃金計畫提出基本理念

項目	內涵
長者本位	服務提供能尊重高齡者個人意思及選擇權，使用者本位、支援自立，亦即以使用者為本位的高品質服務，並提供促使高齡者持續地經營自立的生活支持。
普遍主義	向來高齡者的福利易被認為只是針對生活困難者或獨居者等需要特別援助者所提供的制度，但此計畫涵蓋所有待援助的高齡者，提供普遍性的服務。
綜合服務	為促使身體功能障礙之高齡者盡可能地在自己家中持續地生活，該計畫以居家服務為基礎，提供有效率、綜合性的服務，以因應高齡者在保健、醫療及福利各方面的需求。
社區主義	為提供居民就近在社區使用所必要的服務，該計畫採行以市町村為中心的體制建構。

（資料來源：作者整理）

「老人照顧」指的是對於高齡者的關照愛護，照顧主要是對人，重點是看顧、關懷，是關心、愛心的具體表現，也是為了增進老人的福祉。老人福利服務的工作，是團結許多人，以具體的行動幫助有需要的人，而且是針對著社區高齡者的協助。從社會觀念來看，傳統社會對於老人的刻板印象就是「老弱殘病窮」，彷彿老人就是社會上的弱勢族群，需要協助與照顧。正因為我們對老人留有這樣的刻板印象，致使長輩會因為消極負向的社會期待而自我弱化，忽略了自己其實對社會仍有能力、能有貢獻。

「成功的老化」(successful aging)是指個體對老化的適應良好，生理保持最佳的狀態，進而享受老年的生活。健康與社會參與休閒的關係密切，老人在離開工作崗位後，身體健壯，但缺乏角色認同，和明確的經濟與社會目的之定義，社會上亦充滿老年歧視，加上生理的退化，甚至疾病的侵襲，使得老人生活遭遇諸多問題，成為名副其實的「依賴人口」的弱勢團體。這是世界衛生組織強調「健康、安全、參與」為應對高齡者重要的社會機能，提升老人生活品質的相關因素，服務品質。以生活量表衡量社區老人並評估其健康休閒以避免風險，而老人自我知覺健康，心理資源和主觀知覺扮演重要角色。Erikson（2000）著名的生命週期概念，最後一個階段，也就是老年期，面臨的挑戰是：如何持續活躍的投入現在的生活與同時統整過去的生命歷史。這種生命危機及轉機的超越，構築出希望、意志、目標、能力、忠誠、愛、關懷與智慧的老人圖像，應是老年生涯規劃所追求的極致，意即成功老化到活躍老化的真諦。

一九八六年，世界衛生組織(WHO)制定了《渥太華憲章》，認為「健康促進」是「使人們能夠強化其掌控並增進自身健康的過程。」健康促進已促使長者活躍老化，其中增進長者的社會參與，肯定長者價值甚為重要。

健康促進是在協助人們透過環境、習慣之改善，以維護和增進健康的一種生活方式，以達到最佳健康狀態與獲得幸福感。老人自工作崗位退休後，不再扮演「生產者」的角色，如何讓老人繼續參與社會活動並維持社會關係，以獲得愛與被愛、尊重、自我實現等

表 9-7　活躍老化的作為

項目	內涵
建構自我接納信念	1. 是退休為老人生涯的發展任務 2. 展開獨特的自我風格特色
以健康促進為導向	1. 實踐良好生活習慣，增加正向健康行為 2. 因應健康類型，妥善規劃生活模式
選擇多元生涯發展	1. 強化身心的自主與控制規劃 2. 開發自我的創意與適性活動 3. 結合運動、學習、休閒與生涯多元共軌
強化健康圓滿生活	1. 靈性健康是活耀老化的關鍵力 2. 經由靈性智能策略學習，促進靈性健康及幸福感

（資料來源：作者整理）

較高層次的需求滿足，攸關老人生活品質的提昇。銀髮族因為有閒和有錢所以在社交方面對他們來說相當於生活的一部分，重視朋友關係、珍惜生活點點滴滴，他們要和朋友一起享受人生，因此也給了「退休」一個新的意象——退休不再是孤單孤立的，而是充滿瑰麗色彩的新希望。高齡學習有四個目的：加強身心保健，促進健康；提供新角色所需要的知能；充實生活與精神內涵，提高生活滿意度；增進自我成長、體驗生命的意義與價值。

社會參與是有計畫的結合教育、政治、法律和組織支持，為促成個人、團體和社區具有健康之生活狀況所採取的策略或行動。過去人生七十古來稀，自古人們不斷的追求長生不老，而今人生卻是七十才開始，醫療科技進步，後現代知識的發達，現代人越來越積極尋求各種身心健康的方式，來增進身心健康。因此，社會促進將有助於高齡者健康老化。在促使「社會參與」的實現，如外部硬體設備的改善，提倡自我健康的重視，提供可負擔、可接近的專業服務，強化社會服務體系的完整性。以促進高齡者多元參與、提高自我價值做為行動理念，積極促進高齡人力再運用，設計多元形式的社會參與機制，鼓勵高齡者將智慧經驗回饋社會、實踐夢想，達到老有所為、活力老化的目標。

自古人們不斷的追求長生不老，而今醫療科技進步，後現代知識的發達，現代人越來越積極尋求各種身心健康的方式，來增進身心健康。因此，社會參與將有助於高齡者健康老化。亞里斯多德說過：「教育是老年人最好的糧食。」生活品質的追求是長壽樂活的保證，所以「十全老有－養、樂、學、為、用、顧、護、醫、尊、終」與健康長壽息息相關，讓老人在生活中過得有意義，並快樂的學習與養護，好的生活品質能延長老人的壽命，人「哭的來，活的長，笑著走」的生命價值需要在人生的舞臺過程中修煉找到成功老化的正果，創造「老有所為」的價值。翻轉社會大眾對於「老」的觀念，思考迎向高齡社會所需面對的議題，老年人要活得好，真正的秘訣是「贏在學習」，這才是最省錢、最有效益的照顧策略。經濟合作暨發展組織（OECD）會員國家已關注到積極性老人福利政策的重要性，該組織於二〇〇九年以「健康老化政策」（healthy ageing）為主題所發表的研究報告，檢視各國就促進老人健康所推行之相關政策及方案，針對如何提升高齡者健康生活與社會參與提出重要的推行策略架構。此方案更加說明強化高齡者身心健康的重要，更是促進高齡者活躍老化的必要條件。

高齡者社會參與的目的是在鼓勵人們去控制和改善個人的健康，而高齡者社會服務可藉著提升高齡者的健康知能及自我照顧策略來達成降低高齡者罹病率及促進其生活安適的功效。長者參與社區活動等方式，建立正向思考，保持樂觀、開朗的心情。覺得有被需要的感覺，重點不在建立何種生活能力，卻已增加老年生活的幸福感。高齡者社會參與有四個目的：加強身心保健，促進健康；提供新角色所需要的知能；充實生活與精神內涵，提高生活滿意度；增進自我成長、體驗生命的意義與價值。

面對超高齡社會即將來臨，使老化成為人生正面的經驗，讓高齡者同時具備持續健康、社會參與及安全的生活，以促進健康老化提高生活品質，且提供高齡者有意義的學習課程、活動及新的經驗是活躍老化的最佳方式。社會應該不宜只有長期照護的醫療策略，而是讓更多健康開朗的長者快樂生活學習，前瞻因應及早準備下半場人生的準樂齡族。

第四節　高齡者生涯規劃的推展

面對超高齡社會即將來臨，如何使老化成為人生正面的經驗，讓高齡者同時具備持續健康、社會參與及安全的生活，以促進健康老化提高生活品質，並提供高齡者有意義的學習課程、活動及新的經驗是活躍老化的最佳方式。生涯規劃（Career Planning）是使個人規劃其未來生涯發展的過程，亦即設定個人生涯目標，然後運用個體的潛能和生活環境中可及的資源，設計完成生涯目標發展活動的過程。隨著知識經濟時代的來臨，提早退休與即將退休的專業工作者其實仍有足夠的心力、豐富的人脈與工作經驗，未來如何適當地再運用高齡專業人力或志願服務人力，對於社會發展與高齡工作者本身都能有所獲益。善用高齡人力資源，以加強「貢獻服務」課程的規劃未來龐大的高齡人口是國家社會重要的人力資源，若能善加運用將是幫助高齡者達成活躍老化的最佳助力，重視個人身心靈健康，以自我興趣出發多參與貢獻服務的社群，來提升自我價值，拓展自己的社交生活，保持充沛活力，人際關係圓滿豐富，成就多元有趣的人生，以達到活躍老化境界。

生涯規劃是一個人生涯過程的妥善安排，在這個安排下，個人能依據各個計畫要點在短期內充分發揮自我潛能，並運用各種資源達到各個發展階段的生涯成熟，而最終達成其既定的生涯目標。在邁入二十一世紀後，隨著時代變遷，所謂「C 型人生」（循環式而非線性階段）的概念因應而生，傳統的線性生涯發展模式有了新的解讀，另類的自我價值認知更跳脫既有社會規範的框架。終身學習對老年人而言是很有幫助的，所謂「活到老，學到老」，經由老年人再度進修，可以彌補年輕時無法學習的遺憾，或是可以學得第二專長並且經由與家人、朋友分享，由學習經驗中得到滿足。老人的生涯規劃，就是展開老年生命意義的歷程。亦即協助老年階段的個體，能選擇一種適合自己的生活方式，安排自己滿意的生活型態，進而促進個人成長，使自己的生命具有意義。在未來人力資源越來越匱乏的高齡化社會情況下，高齡者健康促進有立即性的需要，更凸顯活躍老化學習需求及社會參與的的重要性。

人口老化是目前世界先進國家共同面臨的銀髮革命，全球灰色化（graying world）更是普世的現象。讓高齡者擁有充實健康的生活型態，培養正向態度，建立正確的老化概念，以增進高齡期之生活品質。根據活動理論（Activty Theory）說明老年人成功的適應，及成功的老化。主要論點認為老人雖然面臨生理、健康狀況的改變，但與中年期一樣，有活動的心理性和社會性需求，並主張高度的活動可為老人帶來滿意的生活。這是由於活動可提供個人的角色支持，因而重新確認自我概念，而正向的自我概念可提昇晚年士氣，帶來高度的生活滿意。引導長者規劃退休後的積極生活：為讓黃金人口為退休生活預做準備，鼓吹平時注重健康生活、培養運動習慣、適度休閒旅遊、參與社會活動、調整工作形態等行動，以保持身心靈平衡，正向積極邁入高齡生活。由此觀之，退休老人應積極地參與社會活動並維持社會關係，並延續中年期的種種活動和交際，以增進生活的適應，獲致晚年的幸福感。老人生涯規劃的意義有三：

第一、生活模式的多元性選擇；

第二、生命意義的定位與永續；

第三、身心靈全人生的整合開展。

健康促進是包含社會和政治的完整過程，它不僅是強化個人的技巧和能力，同時也是一個改變社會、環境和經濟狀況，以減輕影響社會大眾及個人健康的行動。退休是人生歷程中的一大轉變，這種轉變意謂著失去固定的經濟收入，一個有秩序的生活結構、自我概念與人際關係顯著的改變，閒暇時間的增長，以及喪失來自工作的身分、地位及意義。如果沒有善加規劃或預作準備的話，將會造成適應不良。「退休規劃」著重的是長者有「計畫性」退休的觀念，思考前瞻性、未來性的生活目標，在退休前作各種生活面向的準備，包括願意並預先思考退休後可能發生在經濟保障、家庭角色、日常活動以及社會交往方面的規劃，包括生活樣態、醫療保健、心理調適和社會參與等的課題，並採取某些措施引導這些變化，有效推動高齡者社會參與將對高齡期的活躍老化有很大幫助。

未妥善準備進入退休階段的長者，將經歷退休的衝擊，甚至形成退休生活的創傷。退休老人的生涯規劃即在形成一種有意識、有系統的準備，使得人們在屆齡退休前，就可以開始為自己打算，以積極謀劃職場退休後的生涯發展。老年期的生涯規劃，最重要是在於選擇一種適合自己的生活方式，安排自己滿意的生活型態，進而促進個人成長，使自己的生涯具有意義。老化除了長壽之外，必須具備持續的健康、參與和安全的機會，因此活躍老化的定義即為：使健康、參與、安全達到適化機會的過程，以便促進民眾老年時的生活品質。

活躍老化的五個特徵：1.能與他人互動，2.生活有目標，3.能自我接納，4.能個人成長，5.有自主權。其重要要素便是維持活動力，透過高齡者原有的社會基礎，其心靈層面與社會層面與青壯年時期並無太大差別，反而更有社會資源的支援。因此銀髮族應保持活躍，積極地維持人際關係，持續地投入有意義的事務，避免與社會脫節，即使因為無可避免地在某些面向必須撤退，也應找出替代方案，例如退休後可發展自己的興趣，或投入公益活動，以維持人際網絡，避免因過於沉寂而加速生理與心理的老化。退休老人生涯規劃的意義指涉如下：

表 9-8　退休老人生涯規劃的意義

項目	內涵
生活抉擇	是一種個人生活方式的選擇和生活型態的規劃。退休老人的生涯規劃是對個人退休生涯所作的有目的、有計畫、有系統的規劃與安排；是一種設計、準備、期望和力行的過程。
生涯平衡	肯定個人是一個自主性、自發性及自決性的完整個體，可以抉擇其退休生涯發展目標，以決定個體適應環境的生存方式，並運用各種方式予以達成。是個人自我認知、自我探索、自我實踐，持續不斷於個人內在、外在環境變遷因素中，尋求平衡點的生活歷程。
生命價值	經由生涯規劃的過程，退休老人將重新檢視自我的興趣、性向、專長、人格特質等，並對外在環境、社會資源作整體性的評估，以增進個人潛能的發揮，掌握生涯發展的大權，達成自我實現的目標。

（資料來源：作者整理）

強化高齡者學習在活躍老化進程中的重要性，由此可見，活躍老化代表一種更尊重自主和參與的老年生活，其層次較成功老化更為進階。退休老人的生涯規劃即在期望老人有個「計畫性」退休的觀念，思考前瞻性、未來性的生活目標，在退休之前作各種生活面向的準備，包括經濟生活安全、醫療保健、心理和社會適應、再就業和社會性參與活動等課題。其重要性顯現於：避免退休震盪的發生、肯定老年生命的價值、達成成功的老化。成功的老化不會自動到來，它需要個人主動去追求、掌握才能得到，提早規劃未來退休生活，調整生活步調。老年時期可依據意願、興趣、能力、經濟等條件，選擇繼續投入職場，貢獻其力，或是參與終身學習活動，增加環境適應；甚至以代間學習方式來促進代間溝通，縮短世代距離，傳承文化價值，降低偏見歧視，增加老者信心。以延長健康時間、減緩依賴程度做為行動理念，增進國民生理、心理、社會健康識能及自我保健概念，建構高齡整合醫療體系，結合科技提供智慧醫療照護，提升照護連續性，結合人文精神提供高品質之老年整合式醫療服務，使長輩享有健康尊嚴的高齡生活，全面提升老年生活品質。

結語

我們民族中早就有「落葉歸根」的傳統，「在地老化」的理想正是「落葉歸根」的現代說法，社區是人們生活的地方，是人們安身立命的地方，是講人性的地方，是居民共同的「根」。社區中最容易見到的就是有各種需要的老人。高齡者除了身體的變化，心理也常常會有改變，像是記憶力衰退、反應力變慢、孤獨、寂寞和失落感，以及對身體健康的焦慮等都是常常會面臨的問題，子女以及陪伴者需要更體諒長者心境的變化，了解到老年人也需要旁人的關心和陪伴，而長者的心理也需要適當的調適，規劃自己的生活，維持良好的家庭及社會關係，積極發揮老年人的影響力，不管是分享自己的人生經驗，從事社會公益活動，像是幫忙社區失能老人，協助社區文物歷史的保存，讓年輕一代更了解生活環境的歷史和文化等，都可以讓退休後的生活更加多彩多姿。

一九八六年世界衛生組織（WHO）在加拿大渥太華召開第一屆國際健康促進會議並制定了渥太華憲章（Ottawa Charter），將健康促進定義為：「使人們能夠強化其掌控並增進自身健康的過程。」健康促進是包含社會和政治的完整過程，它不僅是強化個人的技巧和能力，同時也是一個改變社會、環境和經濟狀況，以減輕影響社會大眾及個人健康的行動。面對超高齡社會即將來臨，如何因此在未來人力資源越來越匱乏的高齡化社會情況下，高齡者健康促進有立即性的需要，更凸顯活躍老化學習需求的重要性。高齡者擁有充實健康的生活型態，培養正向態度，建立正確的老化概念，以增進高齡期之生活品質。

第十章　高齡者的健康運動

前言

許多醫學文獻對老年人運動都給予肯定與支持，二〇一七年預防醫學期刊（Preventive Medicine）刊登研究，證實運動能讓細胞年齡更年輕，運動能維持體能、延緩身體老化。運動量不足對身體的危害甚鉅，初期影響為心肺功能變差，日常生活容易感到疲倦，且感冒、咳嗽復原時間較長；久而久之，肌肉流失、肌力變差，也就是所謂的肌少症，一旦發生跌倒很容易骨折，長期臥床而生活不能自理，最終造成失能。適度的運動可以促進血液循環，增進身體機能，預防疾病發生，使老年人能應付日常生活中的工作，而不覺得自己逐漸衰老，進而達到健康與快活的人生。

運動可以增進健康及提升身體功能，已是一般大眾普遍的認知。運動對於生理方面的益處包括：可增加心臟血液每跳輸出量、可以較低的心跳率從事中強度的身體活動、增加關節柔軟性、提供最大耗氧能力、增加肌肉耐力及力量…等。運動、生活型態與個人體適能狀態是造成個體次發性老化速度差異，以及能否健康、成功老化的主要原因之一。Prohaska 與 Peters（2007）的研究也指出老年人規律的從事身體活動對其身體、心理社會及健康有很多正面效益，對於慢性病之預防、治療及復健也都有作用。

第一節　健康運動對高齡者的意涵

近年來國人對健康議題日益重視，健康促進概念迅速蓬勃發展，尤其是高齡期的健康促進更是世界各國所積極推動的社會議題。Laffrey（1985）明確的指出「健康促進」係以獲得最高層次健康為目標所採取的行為。如何定義成功的老年生活，以及從正面觀點定義多面向的老年健康，進而促進老年健康之議題，以及在衛生政策實務方面，應如何在有限資源下，選擇優先實施健康促進的目標群體，均為決策上所需的重要參考訊息。讓高齡者擁有充實健康的生活型態，培養正向態度，建立正確的老化概念，以增進高齡期之生活品質，是個人、家庭及社會所關切的議題。

Buckworth 和 Dishman（2002）認為心理健康是預防許多身體、情緒相關精神病變的重要調節變項。所以專家學者們都期待透過政策規劃或直接的服務來協助老人，以因應這些可能面臨的問題，讓老年生活仍然可以多采多姿，生命依然可以璀璨有意義。國內老年人普遍運動量不足，主因是年輕時沒有養成規律運動的習慣，加上隨著年齡增長，逐漸出現代謝疾病、關節退化、肌肉萎縮、神經協調減退等各器官機能變差，稍微運動就感到疲累、喘不過氣，且主觀認知年紀大不適合過度運動，以及家人擔心發生意外等，種種因素造成「越不運動、退化越快」。平常若無運動習慣的長者，可從走路、伸展等輕度運動開始，累積體能與肌力，或與醫師討論適合的運動，慢慢培養運動習慣，讓身體年齡更年輕。老人家若能找著三五好友一起活動，例如跳土風舞、打太極拳等，激勵自己保持運動習慣。

表 10-1　老化理論的內涵

項目	內涵
生命週期理論	生命週期理論中強調老化過程只是人類生命中的一個階段而已，它是一個再正常不過的生命階段，就如同青少年時期與壯年時期般一樣，每個階段都只是一個必經的過程罷了，老化只是在走完生命的一個階段所顯現出來的生理機能變化。
活動理論	活動理論指出活動力對於一個老年人的影響程度是很大的，活動力大的老年人可以透過社會活動的參與而獲得較大的幸福感與滿足感，相對的身心上也會覺得較為年輕化與健康。在國內外有許多研究都顯示老年人身體、心理健康和生活滿意度與參與活動層次之間的關係，特別是社交活動與老年人所表現的活力，有很強的相關性。
撤退理論	人們步入老年階段之後，將會逐漸地退出過去對他們而言很重要的職業生涯，也會相對減少以往年輕時所參與的許多商業活動。由這個理論看來，我們可以發現支持老年人的從職場上退出是必須且重要的，此一重大轉變也意味著權威地位以及家庭重責大任的轉移，高齡者能在有生之年將終生的棒子交給年輕的一代，完成下一代的佈局，也因此避免了老年人因永久的撤退－死亡，而影響到家庭甚至社會秩序的運作。換言之，老化的另一個社會目的是為了維持家庭及社會秩序的運作，以期增加世代交替的機會。
持續理論	持續理論認為高齡者對於已經失去的社會角色，會想要以類似的角色型態去取代，持續地去維持與現行社會適應的模式，以這個理論來說，高齡者的生活及角色的確會改變，但是高齡者本身會企圖以替代的活動去穩定心理上的需求，以求得心靈上的肯定。由以上的理論模式我們可以很清楚地看到老年生活在身體與心理層面的改變，甚至於角色的改變，而這些改變也常會帶給高齡者許多衝擊，所以高齡者心理上的建設也就變得異常重要。

（資料來源：作者整理）

英國威爾斯大學醫學院健康促進教授凱福德（John Catford）在羅賓柏頓（Robin Bunton）指出：健康促進能夠有效的發展，需具備一些共同的要素，列出十項健康促進動態與有效發展的基本要素（Vital Signs）：

表 10-2　健康促進動態與有效發展的基本要素

項目	內涵
回應需求	瞭解與回應社區與人群之需求，藉由以民眾為中心的方式引導或示範，促使民眾對自身健康問題的覺醒與關心，並肯為自身與社區健康採取行動。
相應理論	建立於符合理論原則之基礎，健康促進學科根植於流行病學、社會學、公共衛生、心理學等相關領域，實踐者須能辨明行動之理論根據，而非僅是抱持著「實踐即是理論」的想法。
行動方案	展現出方向感與凝聚力，以前瞻視野與企圖，發展出一套符合邏輯性的行動策略，並依此展現社區健康促進的方向感與凝聚力，去規劃與監測所有方案的執行。
資訊蒐集	資料收集、分析與善用，進行全面與系統性的需求評估（assessment）與方案評估。一套完善的資訊管理系統，能夠將資料轉化成知識性的資訊。而資訊本身即具有干預的作用，且可與媒體相互連結在一起。
關鍵人物	找出（標定）社區關鍵性的決策者，找出社區內能夠在健康促進過程發揮出使能、調解及倡導性角色功能的標的人物與團體，此等人與團體對資源分配與決策，常具有影響力，健康促進工作人員需主動展現與社區決策人士共事的企圖和表現。
結合機構	聯絡各類部門與機構，聯絡所有影響社區居民的部門與機構，如此健康促進活動才能有效的推動，而較具示範性與外展性活動之展開，才有機會掌握社區內任何可運用資源。
環境互動	善用個別與環境互動式的介入方法，採用此方法除了支持前項所列要素的實踐，亦可在個人與環境間產生互動性與支持性的行動方案。若未重視此因素，易落入責難受害者或「建構社會工程」的困境中。
積極參與	鼓勵參與感和切身感（Ownership），以民眾為中心的介入方式，較易發展出有效的健康促進輸送系統的機會。
培育訓練	提供技術與管理層面的訓練和支持，欲期待社區大多數改變的代理者（或種子隊與成員）充分發揮潛能，對其提供技術與管理方面的訓練和支持，是基本的要件。
落實行動	特定行動與方案之規劃與執行，採取行動，避免落入思考偏僻的，是健康促進的焦點。此干預的行動包括：個人教育與發展、大眾傳播與教育、個別性的服務方案、社區行動、組織發展、環境干預措施及經濟與管制性活動。

（資料來源：作者整理）

健康教育是預防醫學、治療醫學和復健醫學等各類不同階段醫學中的重要組成部分。由於老年是每個人一生中必經的階段，從事健康專業服務的人，必須透過對此階段的瞭解，明白正常人類老化的過程及生理、心智的變化，瞭解常見的健康問題、維護健康的方法，心理適應等，如此才能給予老年人最好的診治及健康教育。

第二節　健康運動對高齡者的重要

隨著高齡化的趨勢，老人保健、老人醫療及健康促進等方面，都是現今受關注的議題，也因社會的進步與經濟的繁榮，人們的生活愈來愈文明，對於身體的保健較以往重視，國人的身心健康在醫療上得到改善，使平均的壽命不斷延長，老年人生活上所面臨的問題，除了社會、經濟、醫藥及生理等方面外，最重要是健康促進行為執行的障礙。近年來政府與學界在老人長期照護議題上多所著墨，全民健保也提供一般老人急性醫療服務的保障，但對於健康促進、疾病預防與社會照顧，相關作為則尚有相當努力的空間。

在探討影響高齡者健康促進生活型態的層面，Walker 等人於一九八八年提出健康促進生活型態之評估項目，應包括：

表 10-3　健康促進生活型態評估項目

項目	內涵
自我實現 （self-actualization）	包含生活有目的、朝個人目標發展、對生命樂觀及有自覺及正向發展的感覺。
健康責任 （health responsibility）	包含能注意自己健康、與專業健康人員討論健康保健、參加有關健康保健的活動等。
運動 （exercise）	能從事規律性運動或休閒性活動。

項目	內涵
營養 （nutrition）	包括日常飲食型態與食物選擇。
人際支持 （interpersonal support）	能發展社會支持系統：如親密的人際關係、與他人討論自己的問題、花時間與親密的朋友共處。
壓力處理 （stress management）	包括睡眠、放鬆自己、運用減輕壓力的方法等。

（資料來源：作者整理）

健康促進旨在使個人增強與掌控自身健康的能力，提升其生活品質，而介入的作法包括改變個人的健康行為，例如飲食與運動、創造健康的環境、以及改變對健康的文化態度與期望。在高齡化社會裡，健康與福祉被聯合國認定為老人的兩大迫切與普及的社會議題，而國內有關老人需求調查也顯示：健康醫療的需求總是排在首位。由於長期健康危害因子的累積，老年人口可以說是所有年齡組中，健康狀況最複雜者；且老人對健康和社會照顧服務需求也是最多元的。在先進國家中，除了提供醫療服務和長期照顧外，還包括預防保健和健康促進。

運動的優點：第一，可延長器官的老化速率，加速新陳代謝讓身體更年輕。第二，可促進腦啡的分泌。腦啡（Endophin）是由我們人體所分泌的化學物質類似嗎啡（Morphin），它可使人心情愉快，二者皆會成癮，但腦啡的益處遠大於嗎啡，嗎啡的成癮會讓人產生不舒服的症狀，並且在停藥後會產生種種戒斷症狀；而腦啡則不然，它能讓我們心情感到愉快並且幫助記憶力、免疫力、耐受力等等的提昇。當面臨老年生理的老化和社會地位的喪失時，除調整心態面對現實，藉助運動進而使自身的身體硬朗人格圓融，開創出人生的新價值。

表 10-4　長者運動的優點及注意事項

優點	注意事項
1. 促進血液循環，調節呼吸及有助於肌肉功能。 2. 減少便秘及幫助消化。 3. 使骨骼及關節更強健。 4. 可以控制體重及身體外貌。 5. 更加精力充沛。 6. 增加自信心及康寧感覺。 7. 有機會與別人互動及建立友誼。 8. 減少意外跌倒的機會，增加流動性。 9. 感到可以繼續自立。 10. 增加生活情趣。	1. 穿著舒服寬鬆的衣服及合腳的鞋子，鞋墊以富彈性而不滑為佳。。 2. 可以播放一些音樂陪襯。 3. 每週最少要運動三至四次。 4. 當天氣特別炎熱、潮濕、寒冷、或老人身體微恙時，不宜進行。 5. 運動前或運動中有有頭暈、胸痛、心悸、臉色蒼白、盜汗等身體感到不適時，應立即停止運動。 6. 運動的強度及時間要依個人的體能慢慢地增加，做到「有點累但又不致於太累」的程度，不可做到「喘得說不出話來」的地步。 7. 正常地呼吸，當呼氣時，要儘量把肺內空氣呼出。 8. 當張手伸腿時，儘量平順地進行，伸展時保持五至十五秒時間才還原，不要太急速進行。 9. 不論老年人從事何種運動，內容都須包含運動前的熱身及運動後的休息冷卻兩部分，如此才能使身體機能得到最大的益處。 10. 運動前要有五至十分鐘的暖身運動，運動後也要有數分鐘的緩和運動。

（資料來源：作者整理）

運動對於人類的正面效應，包含：提升正面的心理情緒、降低及改善焦慮症狀、壓力調解、提高自信心和安全感、感善身體形象……等。故「適度且有效的運動」是改善心理狀態，促進心理健康的重要元素之一。經過運動體適能基本檢測後依不同的症狀開立適合之運動處方，藉由有計畫性的身體活動並養成有規律的運動習慣，及有效的運動行為，將是維持健康體適能、提升免疫力、抗老化，進而增進老年人獨立的生活機能，以提高生活品質。

運動須每週維持至少三至五次，每次二十至三十分鐘。吃飯前後一小時內不宜運動。運動的種類、程度與時間是隨各種疾病程度而不同。對一般人來說，目標不同，選擇的運動就不一樣。如：退化性關節炎患者患處位於膝關節時則不適合慢跑，因為會造成患處承受過多的壓力而使膝關節磨損，建議合適的運動為游泳、踩腳踏車等，可得到同樣的運動程度但不會造成患部磨損。骨質疏鬆患者的骨質密度下降，適合做的運動為快走或慢走，因為此類運動可提昇患者的骨質密度，至於游泳雖會提升心肺功能但無法提昇骨質密度。高血壓、心臟病、糖尿病、關節置換、腰肩頸酸痛、手腳關節急性扭傷等個別健康問題者，應請專業醫師診查，並由物理治療師指導合適的運動方法、運動強度及注意事項。

第三節　高齡者對健康運動的需求

運動，並不是隨便的「動一動就會好」，「去游個泳、慢跑一下」那麼簡單。運動必須針對個人不同的需要，有不同的設計，也就是所謂「SAID」原則（Specific Adaptationto Imposed Demand）。舉例而言，膝部受傷開完刀的病人，就必須針對某些特別的問題設計特別的運動，例如股四頭肌萎縮、肌力不平衡、疤痕攣縮、膝部的活動度減少及不穩定性增加、腳後跟腱緊縮、走路時重心大多靠好腳來支撐……等。所以在給予一個運動處方前，必須先詳細評估病人的情況：肌肉萎縮的程度如何？是否有肌肉不平衡的情形？是否有關節或其他結締組織粘黏？病人動作的型態、運動過程是中肢體動態排列是否正確？是否有效率的使用身體機制，是否伴隨其他慢性疾病（如心肺疾病、糖尿病等）……？如此才能設計一個完整的運動治療處方。

現代的高齡者與過去有著非常大的差異，不論健康、經濟、退休制度、生活環境及社會福利與過往大不相同。對業者而言，發展高齡者運動產業是一種新的產業契機、轉型機會。對政府而言，推動高齡者運動產業發展則是促進高齡者健康、生活品質的必要措施之一。運動可以增進健康及提升身體功能，已是一般大眾普遍的認知。運動對於生理方面的益處包括：可增加心臟血液每跳輸出量、可以較低的心跳率從事中強度的身體活動、增加關節柔軟性、提供最大耗氧能力、增加肌肉耐力及力量……等。因此，多了解、關切老年人的健康生活品質，提升健康體適能，避免疾病的侵襲，增進獨立性，進而使其達到成功老化的目標。

隨著年紀愈長，我們建議一週應該運動五至七次，運動時間則為每次十五分鐘，不需長時間活動，因為隨著老化，肌肉也沒那麼強壯了。遵循正確觀念將可以避免運動傷害。

老年人參與規律運動及身體活動，可以將因老化而導致的生理變化減至最少；對抗並改善併發症；增加身體可動性和功能性；促進心理健康；慢性疾病之控制和改善；及性或慢性疾病的復健效益；降低疾病風險因子和增進身體機能，因此身體活動對增進長者獨立生活起居以及生活品質方面有莫大的功效，就都會社區高齡者如何規劃自己的休閒生活並確保身體機能不會日漸衰弱。

「人活著就要動」，對於年紀較長之高齡者，多半因為年紀增長而造成諸多身體疾病，像是退化性關節炎、骨質疏鬆，或是糖尿病……等，導致高齡者對於日常運動有所忌諱，甚至因為疾病所造

表 10-5　避免運動傷害的正確做法

項目	內涵
天候適宜	選擇良好環境與合適溫度，避免在炎熱氣溫或嚴寒氣候下從事活動以免中暑或感冒，過熱或過冷都不好。
穿戴適中	選擇穿著寬鬆棉質吸汗的衣服，不但能使人體感到舒適而且提昇肌肉的延展性；穿著合適的球鞋比穿皮鞋或赤腳更好，因為球鞋在吸震力、硬度上均有特殊的設計，而且可以保護腳部不容易產生運動傷害。
節奏有序	1. 在從事運動前的熱身也是很重要的，熱身時會讓人體溫升高一至二度，可加強肌肉的延展性使肌肉活動度上昇，使肌肉比較不緊繃且不易拉傷。熱身運動時間一般約五至十五分鐘，可使用慢走、做體操方式讓全身大肌肉柔軟、鬆弛，有利於主要運動的進行。 2. 有些人在拉筋前不做暖身運動，這樣是不對的，正確的方式應該是先做暖身運動再拉筋，這樣可以加強肌肉穩定性。
避免傷害	1. 運動傷害發生的時間通常是在運動時間的下半段，若運動二十分鐘，則在第十分鐘後容易發生運動傷害，所以運動時應循序漸進，切勿勉強，否則會得不償失。 2. 常運動的人因其肌肉訓練的足夠不易引起肌肉疲勞，若是長時間不運動者突然的激烈運動，則肌肉容易疲勞，相對的也容易產生運動傷害。
循序漸進	1. 一開始運動時應該選擇輕度活動，當身體狀況許可時再選擇中度活動。很多人平時不運動，只有到了週末時才活動，往往造成肌肉關節的傷害，導致第二天起床時肌肉酸痛無法下床，這樣是不好的，最理想的方式應該是每天都能夠規則的活動。 2. 每天做二十至三十分鐘的運動並持之以恆，才可有效減輕體重。

（資料來源：作者整理）

成之疼痛而不敢運動，但是近年來國內外的研究發現，適度的運動習慣對於高齡者健康的維持有正面的幫助。

除了規律的運動習慣外，運動後必須補充足夠的胺基酸，尤其白胺酸是肌肉組成的主要成分，能夠幫助肌肉增長，而精胺酸是供應肌肉能量的來源，有助恢復體能、緩解肌肉痠痛感，就更容易培養運動習慣；另外，也可補充維生素 D 及鈣質，促進骨質密度增加。

維生素D來自陽光及食物，能幫助促進鈣與磷的吸收及利用，含維生素D的食物在人體腸管內時，藉助膽汁及脂肪才能被吸收。

許多人都擔心老年人運動，容易發生意外。專業提供「銀髮族運動指南」為：

第一，安全優先，運動應循序漸進；

第二，規律運動，每周至少兩次的全身肌力訓練，以及至少一五〇分鐘的中強度有氧運動；

第三，專業人員指教，能避免運動傷害；

第四，運動多元化，搭配有氧、肌力、柔軟度、平衡等方面；

第五，補充胺基酸，幫助肌肉增長、減少流失。

為了讓老年人培養運動習慣，首先個人要做好心理建設，對自己有信心、有決心、有恆心，家人應給予鼓勵啟發動力，最好有朋友可以陪伴，能夠互相激勵、督促，配合醫護人員、專業人員指導，運動習慣更容易養成，運動成效也能加倍。而有慢性病的老年人，更應該要好好運動，以糖尿病患者來說，患者因新陳代謝差，再加上藥物副作用，容易有肌無力的困擾，透過運動可加強免疫力，也能增加行動力。

第四節　規劃適合長者的健康運動

現代人逐漸注視運動，特別是高齡者對於運動、養生及保健的概念，促使高齡族群普遍參加各項休閒、保健活動。高齡者的運動是以身體基本體能的維持及追求健康體適能為主要目的；而不是在於競賽，故提高身體活動量乃在於促進與健康相關的體適能；包括心肺適能、肌力、身體組成（BMI）、柔軟度、平衡能力等。老年人的腦血管逐漸硬化，而管腔變得狹窄或梗塞使得腦部血流較減少流通，以致於腦細胞長久的缺血引發神經性脫髓鞘、神經軸消失。因此每天或每週三次有氧運動〈心跳需要達到 110-120 跳／每分鐘〉，每次二十－四十分鐘即可，另需有氧運動前後各十分鐘熱身及冷卻。協調、平衡及節奏性的運動較佳。切勿急躁、不認輸地而拚命運動。例如慢跑、快步走、舉啞鈴、游泳、跳繩、騎自行車、羽毛球、回力球、有氧舞蹈、韻律操等。經由團體，老年人可與同儕分享其健康關注，並可利用此團體作為討論共同健康問題或老化議題的資源，同時也有助於發展社會支持系統及人際關係，因此老年人應多參與相關的團體。

使心跳次數保持在 55~90%Maximal-HR 的強度是加強耐力的運動，若再提高其強度，就變成訓練爆發力為主的運動了。另外，也要評估病人患病疼痛和實際肌力的大小來設計運動的強度，配合 PRE（Progressive Resistance Exercise）的原則以逐漸增加運動的強度以達到增進病人肌力的效果，且避免造成病人的二度傷害。

此外，又可分為持續運動（從開始持續到最後，中間沒有休息），和間歇性運動（運動過程中包括休息時間，可延長運動時間，更有助於耐力提升）。一般而言，應選擇自己喜歡而可終生維持的低衝擊性運動項目，但運動必須持續一段時間才可看出效果，所以要有恆心，最好參加一個運動團體，大家一起運動，互相鼓勵和關懷，進而達到運動交友的目的。

老年人更要加強訓練平衡感，運動是最好的維持方式，像是有氧運動搭配肌力運動，才能避免腳無法施力而跌傷。運動採「五三一原則」，就是每週運動五次，每次三十分鐘，心跳每分鐘一一〇次以上。最好的有氧運動就是平地快走，走到會喘才表示達到運動；至於肌力運動，可以拿啞鈴或是裝了水的保特瓶，上下擺動鍛鍊臂力，最好能踩踏固定式腳踏車，既能達到有氧又能鍛鍊到肌肉、骨骼。運動固然重要，適時補充水分也不能忘。體內有百分之七十是水，心、肝、肺、腎都需要透過水進行代謝，身體的水喝少了，代謝就會出問題，而且喝水不是等渴了才喝，是要定時的補充。運動前、中及後都要喝水，水分的補充不是急遽也不是大量，是一口一口慢慢喝，身體才能做到有效的代謝機制。

表 10-6　長者運動規劃原則

項目	內涵
類型（Iton）	一般以身體進行節律性及持續性活動為主，如慢跑、登山、騎腳踏車、游泳、土風舞等；最好依照個人喜好、環境因素與身體健康狀況，選擇自己有興趣的運動項目，既可兼具健身及娛樂效果，而且較容易持之以恆。
強度（Intensity）	運動量不夠或過多，都不能達到增加健康的目的，一般來說，可以用運動時的心跳率監測運動量，理想的心跳率為（220－年齡）×60%至（220－年齡）×80%之間，以的銀髮族來說，達到運動量的心跳率應該在每分鐘九十下至一二〇下之間。
持續時間（Duration）	一次運動的時間長短，一般建議十五－三十分鐘。較長時間的運動可增加耐力，而較短時間、高強度的運動則是增加爆發力。
運動頻率（Frequency）	指每週運動的次數，醫學文獻已經證實一周運動次數若少於三次則無法減重，對心肺耐力的改善也毫無幫物。健身的運動需每週頻率三－五次，每次至少持續二十至三十分鐘，對剛開始運動的銀髮族，可以用「短暫運動、休息、再運動」的模式，但運動時間的總和最少要超過二十分鐘以上，等體能變好之後，再持續增加。
運動型態（Mode of exercise）	要做什麼運動，要怎麼運動，必須依照前面所說 SAID 的原則按照上上原則所完成的運動處方，才是真正對長者有益的運動治療。

（資料來源：作者整理）

每個人的體能狀況各有不同，因此適合的運動量也就不一樣，原則上不應該做到有明顯不舒適、很吃力、很痛苦、或很疲勞的感覺。一般而言，以能夠到達舒適、合理用力的程度或有輕微疲勞產生較適合，且絕對不可勉強。罹患慢性疾病長者除應該定期請醫師作詳細的健康檢查，一方面可以找出適當的運動，一方面可以評估持續運動後對身體健康的影響；至於幾種常見的老年人慢性病，在運動時宜注意：

表 10-7　慢性疾病長者運動規劃原則

項目	內涵
糖尿病	糖尿病患應避免早上空腹未進食就運動，或者是過分參與激烈運動，導致低血糖產生，最好是飯後一小時再運動，或有人陪伴下運動；要注意胰島素的注射必須在非主要運動部位進行，以免運動量過大，胰島素吸收速度快，產生低血糖。
高血壓	高血壓病患應注意，由於冬天清晨溫度較低，所以要避免太早出門運動，而且要注意保暖動作；血壓較穩定者，可以從事快走、慢跑、騎腳踏車、游泳等較激烈運動；血壓控制較不穩定者，適合散步、體操等較溫和運動。
心臟病	心臟病患運動量應循序漸進，以運動、休息、再運動的間斷方式、慢慢增加運動量，此外，避免冷天運動，若有心臟手術病史者，須經心臟醫師評估，再參與運動。
骨質疏鬆症	患有骨質疏鬆症的長者，適合從事較溫和且負重狀態的運動，如散步、快走、慢跑等，應注意避免跌倒造成骨折。
退化性關節炎	患有膝退化性關節炎的長者，較不適合爬山或走長距離階梯，可選擇無負重狀態的運動，如游泳、騎腳踏車。
視網模病變	患有視網模病變的患者，應避免跑步、舉重等劇烈運動，經過雷射治療的病患，需要得到眼科醫師的許可，才可以從事運動。
腦中風	必須在復健師或醫師指導下，進行復建運動。
氣喘	患者可藉著適當的運動方式或藉著藥物來避免其症狀的發作，同時也可因適度的運動來改善身體功能，但運動前應到醫院做運動壓力測驗，以了解運動時的生理反應，另一方面，必須注意環境氣候的變化、運動項目的選擇和運用適當的運動方法。

（資料來源：作者整理）

運動能使人充滿朝氣與活力，適當而持之以恆的運動，是維持並促進健康的最好途徑，所以每個人都應該養成良好的運動習慣，愛惜自己，就從現在做起。對於如何增進老年人的身體健康，維持基本的身體活動量，並達健康體適能的要求，使其能有獨立照顧自己的能力，進而提升生活品質。在成人教育的主要目標應以生活適應與自裡照顧的訓練為重，因為靈性、宗教性、道德性到了晚年跟生活調適、人格統整、自我超越有密切的關係。諸多實證研究均指出運動對於人類的正面效應，包含：提升正面的心理情緒、降低及改善焦慮症狀、壓力調解、提高自信心和安全感、感善身體形象……等。故「適度且有效的運動」是改善心理狀態，促進心理健康的重要元素之一。

老人隨著年齡的增長，肌力退化以致活動量減低，因此關節的活動範圍與肌肉的伸展性會變的比較弱。因此，老人的行動變的較為僵硬、遲緩、腰酸背痛，甚至稍有不慎即扭傷等問題；這些問題如果經常的出現，即會造成生活上的不便，影響身體健康與生活品質。所以老年人除了平日活動量要均衡外，亦需要有計畫性的進行肢體運動，以改善全身機能及狀態。一個良好的運動計畫需要包含有柔軟度活動、平衡活動、肌力活動與心肺功能促進活動。柔軟度活動可以提高關節活動度與肌肉的張力，同時也可使身體四肢更加靈活。而平衡活動可以預防跌倒，並適度的增加腿部力量；最後肌力與心肺功能活動能促進老人家全身細胞的代謝功能及肌肉的負荷量。

體能活動藉由伸展操、球類運動、甩拉布等運動讓老人的大小肌肉獲得伸展的機會，並刺激肢體協調的能力。老人福利機構也應每一天早上帶老人家做晨操，活動當中，就包含：伸展操、十巧手及橫移有氧運動。安排有氧舞蹈，運用較強烈節奏的音樂來增進有氧運動的趣味性，增添老年人的參加意願。除此之外，平時亦有外來的學校團體協助帶領老人家，從事如關節活動與增強平衡肌力的訓練活動等。讓養護長者在參與活動過程中享有感官刺激、肢體活化、情感抒發、認知練習等訓練機會，同時也透過與他人的互動，來拓展人際關係、增強語言表達能力、再度社會化學習進而產生自我掌控、自我成就的信心。

結語

長者運動絕非簡單「動一動」即可，而是屬於專業分析的領域，須針對每個病人不同的情況、不同的需要而特別設計。需要專業人員的協助指導，才能產生正確、有效、安全的效果，達到健康促進的目的。最適合老年人的運動以溫和、不激烈為原則，如散步、體操、騎固定腳踏車；此外屬於我國傳統文化的太極拳、外丹功、香功等，皆為老年人相當適合的運動項目。

雖然很多人都認為臨老才做運動似乎稍微晚了點，但在眾多研究結果中都顯示運動與一個人的年齡是無直接關係的。我國自古就有各種老年人慣常應用之運動，例如：太極拳、八段錦、晨運等，相信在晚年持續不斷的經常運動，可以令老人延年益壽、精神爽健，就算有病痛時，復原也較快。

第十一章　高齡者的機能復健

前言

老年人的日常生活中最常面臨的困難主要有兩項，包括老化導致其生理與認知功能的衰退，以及其原有的社會互動方式不足以應付快速變遷的社會。「醫學為民眾增添健康，復健為長者延長生命」。老年人的問題—尤其是健康醫療問題及慢性病長期照護問題，已不容忽視。復健在老人照護上佔有重要的角色。數千年來，無論古今東西方的世界，因應對抗老化防止衰弱的努力與嘗試便不曾間斷過，且諸多軼事，刻劃鑿鑿，即便是今日，相關傳聞及期待仍充斥。

年老是人生必經之路。高齡化人口使得世界各國必須同時面對急性及慢性的雙重疾病負擔。醫療的發達與普及可以延遲老化，促進健康。健康促進可協助人們改善生活型態朝向最佳健康狀態，是一種開展健康潛能的趨向行為，包含任何以增進個人、家庭、社區和社會安寧幸福與實現健康潛能為導向的活動。結合教育環境支持等影響健康的因素，以幫助健康生活的活動，其目的在於使人們對自己的健康能獲得更好的控制，最終目標在於幸福感的增進。

第一節　高齡者機能復健的意涵

自古而今，自中而外，「生、老、病、死」屬一種亙古不變的自然律，其中「老化（ageing）」為「所有隨著時間發生的構造及功能性變化，面臨壓力存活能力減低，影響罹病、衰退及死亡趨勢。」隨著平均餘命增加，慢性疾病的盛行率顯著提升，致使失能的風險增加，並影響生活的品質。老化的現象除了在個體內部產生，外部環境的刺激也會影響老化的速度與狀況。老人復健的目的在於維持活動性，鼓勵自己照顧生活並維護老人自尊心，使其覺得自己有用。若發揮機能復健則能使高齡者生活型態變好，就醫服務的次數顯著較少，並能減低慢性病困擾、降低寂寞感與憂鬱狀況，達成健康促進及活躍老化的目標。高齡者機能復健可藉著提升高齡者的健康知能及自我照顧策略，來達成降低高齡者罹病率及促進其生活安適的功效。而復健的目標因人而異，有些人的功能障礙可以恢復至完全正常，有的人經復健治療後，僅需人隨伴或稍加協助，即能儘可能獨立生活，有些人之殘障經復健後仍大部分需人從旁協助料理日常生活，甚至完全依賴。

人口結構快速老化是世界各國普遍面臨的問題，老化是一個生物體「隨著時間流逝所發生構造與功能等所有改變，且須在排除歸於病況外之彙總」;這些導源多發性成因改變使得生物體的健康功能變差，最後導致生物體死亡。老化是條不歸路，每個人都希望自己能走得慢一點；然而走得活化、快樂一點或許才是最好的抗老防衰之道。老年人需盡可能使其維持獨立生活，才能擁有自尊與滿足感，因此盡可能維持良好的心智與身體功能對老年人是第二項成功老化的要求。

隨著高齡化社會的來臨，老年人健康資訊能力將是高齡社會中生活品質的重要指標，使在地的老年人能夠便利地獲取並運用健康資訊，以增進健康知能、促進健康老化，是健康老化高度重視的議題。針對老化的研究提出（Rowe & Kahn, 1998）：

第一，有關功能喪失的恐懼被誇大；
第二，若干功能喪失是可以避免的；
第三，有些功能喪失是可以恢復的。

除了前述避免疾病與身體功能喪失的策略外，心智功能是否可維持以及如何預防喪失，也是成功老化關心的重點。預防心智功能減退或促進功能的策略，包括生物的基因因素、教育、維持好的身體功能與體適能、自我效能（self-efficacy）的信念、環境因素（如工作）、訓練、社會支持、以及生物醫學途徑等。

在生命過程中，人們的內在狀態與外在環境皆不斷地變化，人生每個階段會面臨不同的問題。相較於青壯年人而言，老年人在生理、心理、社會等方面的改變不僅帶來衝擊，也產生了一些需要個人自我調適的問題。根據一九九八年 Rowe 和 Kahn 提出健康促進的概念，強調：「避免疾病、維持高認知與身體功能、生活承諾」三個關鍵的行為或特性，分別敘述如下：

表 11-1　健康促進的三項關鍵行為

項目	著重	內涵
基本層次	避免疾病	是指儘量減低罹病的風險。
第二層次	維持高認知與身體功能	老年人需盡可能維持良好的心智與身體功能。
第三層次	生活承諾	維持與他人的社會關係及持續享受生活愛惜生命價值。

（資料來源：作者整理）

此三者相輔相成才是成功老化的關鍵。良好的健康資訊能力將有助健康維持與促進，進而影響個人生理、心理與社會之正向發展。

一九八六年渥太華健康促進憲章（the Ottawa Charter for Health Promotion），強調如何協助個人掌控與改善健康的能力，而此對健康的內涵超越以往已無病或醫療生物醫學角度所界定的健康概念，並十分重視社區行動在健康促進的重要性。Baltes & Baltes 對於「成功老化」提出「選擇（selection）、最適化（optimization）與補償（compensation），簡稱 SOC」模式；將老化的成功與否定義為一心理適應良好的過程，其中包含七個命題如下：

第一、正常老化、最適老化與病態老化有明顯不同；

第二、老化具有變異性；

第三、人類有潛能（reserve capacity），經由學習可以發展；

第四、人的潛能三層次為基礎表現、基礎潛能、及發展潛能，老化會有潛能限制；

第五、知識為基礎的實用與科技可抵消認知機制在年齡上的衰退；

第六、得失間平衡會隨老化而漸漸減少正面結果；

第七、老年生活個人仍能保持自我彈性。

因此，透過多重自我的調整目標和社會比較，老年人仍可以和年輕人擁有一樣的生活滿意度和看待自我的觀點。

隨著生活水準不斷的提升，醫療衛生長足的進步，人類壽命逐漸延長。像其他生物一樣，人類器官上全體衰變（general deterioation）

是生理過程中不可避免的，亦即各個器官損害所造成功能性障礙（handicap），如何回復復健發揮個體最大潛能減少失能（disability）的可能性。大多數老人都有慢性病，但慢性病並不等於病痛、依賴或活動受限制，只要給予適當的醫療，控制其疾病，提供適當的支持，強化老人的所屬感、安全感、社會參與感，維持良好的自信與自尊，他可以在身體、心理和社會方面都覺得安適美滿，滿足於老年期的生活，也就是達到最好的美滿狀態。成功的獨立生活需要高齡者有能力進行「工具性的日常生活活動（Instrumental Activity of Daily Living, IADL）」，像是用藥或自我健康管理、自行操持家務、為自己準備營養的飲食、乃至於理財等；此外作為一獨立存在的個人，活躍的高齡者也需要有意願接受新的挑戰，例如參與社團、安排休閒或旅遊、進行終身學習活動等，這個部分稱作「強化的日常生活活動（Enhanced Activity of Daily Living, EADL）」。

人口老化是世界各國共同面臨的變遷經驗，我國與歐美日等已開發國家均面臨少子女化及人口老化問題。但歐美日等國人口結構，係歷經數百年的轉型經驗，台灣在短短幾十年間因為全國上下的努力，達到教育普及、家庭計畫成功、公共衛生有效控制傳染疾病發生、醫療技術進步及完善的全民健保制度，加上社會經濟、家庭結構的快速變遷，使得國人平均餘命延長，人口出生率下降，很快即形成與歐美工業國相似的老化人口結構。

隨醫療科技進步與生活水準的提高，我國平均餘命持續延長，人口老化速度快於國際社會其他國家，影響整體人口組成、家庭結構、生活模式、社會型態的改變。面對結構性的變化，未來如何迎接全新的社會，延長健康歲數，減緩失能發生，讓健康、亞健康及失能高齡者之生活及照顧需求皆能得到滿足，是政府一大挑戰。高齡者的身心健康照顧一直都是不容忽視的議題，研究發現高齡者的自覺健康狀況越好其心理福祉越佳。老年復健，為一高度專業化、因才施教、帶有彈性的強迫治療，有感性，溫暖體貼態度，方能掌握病人促進合作意願，共同為面對眼前問題一一加以解決，克服種種功能障礙，避免適應無能情況發生。此外，支持家庭照顧者、促進活力老化、創造友善環境與社會價值，亦為亟需面對之課題。藉由活動的進行，亦能讓工作人員更加了解老人家的生活習性，並加深老人對社區的認同感，不僅為創造價值，而是積極的將潛能轉化為實力，許老年人一個自我實現的未來！

第二節　高齡者機能復健的重要

生物體為維繫生命必須經過必要之代謝，而代謝即產生「氧化」現象，「氧化」現象便是「老化」的重要源頭。生物體從無到有之後即持續不斷進行「氧化」與「老化」現象，此乃為生物體必然之結果。老年人有許多疾病常會造成身體功能的明顯障礙，包括癱瘓、日常生活自理障礙、溝通障礙、認知障礙、大小便功能障礙等，需要接受復健。當人口老化，失能盛行率也急遽上升，為滿足失能老人的照護需求，社會必須積極發展多元的照護措施，包括自我照顧能力的支持、非正式照護資源及正式照護資源的發展，以延緩因老化而造成的失能，及儘可能降低失能程度。常見的老化現象如下：

表 11-2　常見的老化現象

項目	內涵
心臟功能	最大運動心搏率明顯衰退。在排除任何心臟疾病之後，老年人的心臟功能並不如想像中退化，其心臟輸出量並不遜於年輕人。
肺臟功能	肺臟是人體老化最迅速的器官，自二十歲至八十歲之間，肺功能約減少百分之四十。
身體適能	身體適能〈physical fitness〉是指身體適應內在需要或外在壓力的一種應變能力，一般以運動時之最大耗氧量作指標〈最大耗氧量是指單位時間－每分鐘－消耗氧或攝取氧的最大量〉，大約以每十年百分之十的速率衰退。
視力	視力隨年齡衰退，四十多歲開始對近物聚焦困難，五十多歲開始對強光敏感，陰暗光線下視力會變差，察覺移動物體的能力減低，七十多歲時對體察細微的能力開始減退。
聽力	聽力自二十多歲即開始衰退，至三十歲以後加速退化，因初期退化限於高頻率波段，所以不易被察覺。至六、七十歲時中低頻波段的聽力功能開始衰退，才會被注意到。
心智功能	大腦自二十歲開始即有組織結構上的老化，但經由心智功能測驗，發現人類心智老化不如想像中那麼早或嚴重，記憶、反應及解決問題的能力可以維持至七十歲才開始下降，至八十多歲尚能維持良好認知功能者為數不少，甚至有研究報告指出，有四分之一的人終生幾乎沒有心智退化的情形。
人格變化	雖然老人個別性格差異相當大，但人格終其一生有其穩定性。並不如一般所錯覺，老人不是愈來愈成熟，就是變得固執甚至反覆無常。

（資料來源：作者整理）

隨著時間的流逝，歲月不但在高齡者臉上刻下無情的痕跡，也一點一滴的腐蝕他們的體力及健康，「老年人的身心特質」往往既是特質，亦是問題所在，它是一個極為繁瑣的現象，牽涉到所知之各種層面或領域。「老年人的身心特質」反映出其健康與照護問題，與一般成年人或年輕人有相當之出入。根據一九七五年 Morris 對於疾病預防的分類，可分為三級，分別敘述如下：

表 11-2　三級疾病預防措施

項目	內涵
第一級預防	保有理想的健康狀況，預防疾病的發生，根除造成疾病的原因，包括預防接種，衛生教育，改善生活習慣，生活方法的諮詢和公共衛生服務。
第二級預防	早期發現診斷無症狀的隱疾，阻止或停止疾病的進行，包括定期健康檢查，高危險群病人篩檢。
第三級預防	治療已發生之疾病及併發症，改善其預後並復建，恢復或維持其功能，使不能獨立生活及活動。例如：幫助中風、骨折、截肢或關節病患的復建、恢復視力衰退、聽力衰退、心臟病或肺部疾病、癡呆症患者的功能，改善其生活品質，對環境的適應力，以及恢復其身體、社會或心理的功能等。

（資料來源：作者整理）

活躍老化為提昇年老後之生活品質，盡最大可能以增進健康、參與和安全的過程。其主要目的是為了使老化成為正向經驗，長壽必須具備持續的健康、參與及安全的機會。高齡者年紀較長，頭腦不似年輕人靈光，精力不似年輕人充沛，動作不似年輕人迅速，反應不似年輕人敏捷，因此常會感覺自卑，認為自己年老而無用，在表達自己的想法時，容易因別人無法理解而過於激動，並與人意見相左；此時，別人反而會認為高齡者固執己見，無法溝通，久而久之，高齡者便不再作無謂的解釋，凡事沉默以對。借鑑德國的做法，老年人因經常健康狀況不佳與機能衰退，產生龐大醫療支出，因此健康促進及疾病預防是政府相當重視的。健康促進政策並非只針對老年人規劃，而是對於身心病弱者及已有潛在身心病弱趨勢的人，提供預防措施；而運動促進健康以及運動復健可以有效提升國民健康，以及降低醫療費用支出。因此促進健康的運動或健康生活的模式，都受到積極性的鼓勵。

復健工作，使年老者能有機會共同參與克服所面臨挑戰，為持續性參與社會、經濟、文化、靈性與市民事務，無論是身體活動能力或勞動力的參與，退休及失能老人仍可維持活躍，更期望依舊能積極參與家庭、同儕、社區甚至國家的活動。未來老人教育程度、經濟狀況將大幅提升，將更重視且更有能力投資在自我健康照護上，此種趨勢對老人照顧服務市場的衝擊當可預期。滿足長期照護需求是高齡化社會不可規避的重要課題，但除了從特別針對失能的狀態解決問題外，為防範需要照護狀態的發生，與改善需要長期照護的狀態，亦應著重預防保健與復健服務的優先性。

隨著老年社會的到來，臥病在床、獨居或因年老而衰弱的老人將會逐年增加，為了確保老年人能有健康且經濟安全的生活，日本東京老年醫學研究所（Tokyo Metropolitan Gerontology Center）推動的老人復健作為，鼓勵老年人在社會追求一個更積極的角色，透過參與社會活動，包括工作，以享受一個身心快樂與健康的生活。

復健工作須具有激發性氣氛、良好肢體語言導引，使年老者能有機會共同參與克服所面臨挑戰。故使年長者能合作進入狀況為先決條件。詳細評估體能與情緒，後者常為面對新環境、挫折感、自體感扭曲、害怕沒有安全感，這些情緒上因素可加重臨床疼痛感，更加不活動，自覺全身衰弱感，加上飲食營養不當更惡化整體狀況。所以面對老年復健，為一高度專業化、因才施教、帶有彈性的強迫治療，有感性，溫暖體貼態度，方能掌握病人促進合作意願，共同為面對眼前問題一一加以解決，克服種種功能障礙，避免適應無能情況發生。

表 11-3　東京老年醫學研究所推動老人提升作為

項目	內涵
老人公共住宅	改善有關健康、住宅及生計的方案，提供合適的住所給有需要的老人，住宅政策修築老人公共住宅，確保全部的老年人能繼續他生活的社區中，享有健康、經濟安全的生活。
裝設信號系統	改善居家照顧服務，家庭裝設危機信號系統，用來處理獨居老人的一些突發事件。讓需要護理或其他幫助的老人能繼續在家中或在其社區中生活，並增加老人特別住宅的設施給社區中的老人。
提供就業機會	設立「銀色人力資源中心」（Silver Human Resource Centers）提供更多老人就業、社會參與及其他有意義的活動的機會和地方，使他們能享有充實的與有獎勵的生活，讓他們有一個更充實的生活目標及能生活在其社區之中，老年人透過此中心被安排從事簿記、抄寫、及公園清潔。
健康照顧系統	發展一種內容廣泛的健康照顧系統，提供全面性的服務，從健康方案、預防醫學到治療及復健，給予六十五歲以上的老人醫療費用補助。
改善身體健康	協助老人改善身體健康及保有與其他社區成員接觸的機會，舉辦運動比賽，如：槌球、網球、綠野追蹤等項目。

（資料來源：作者整理）

老年人在生理上快速老化衰退，除了外表的變化之外，內在生理及感官功能也會同時產生退化。其次，老年人受到老化的影響，記憶力及注意力會下降，然而自尊心卻伴隨著經驗及成就逐漸的累積而強化，因此個人對老化現象的知覺容易使得學習信心降低，缺乏自信。因此，復健治療基本原則是需要確知原則後有賴專業人員，依各種復健療程與技巧的配合：

表 11-4　復健治療基本原則

項目	內涵
肯定診斷	確知存有此症狀基本理由，須詳盡觀察，病人行為活動情況、條件，中肯談話和家人反應來設訂診斷與治療方針。
避免續發	早期預知可能問題且施予先前治療。在罹患障礙時，強調早期持續復健治療。
功能回復	強調功能性回復，發揮潛能及個體最大代償功能，不可一昧重視所面對功能損失，而忽略了仍存在有正常功能。
配合療程	保有個人自尊價值觀，所有復健療程須得到病人及家屬信任、信心方可，且更重要者協助患者本身自尊自重，得以配合所有療程。

（資料來源：作者整理）

老年復健原則非針對殘障部位重視，早期發覺不利有礙回復及復健因素，則有機會重新設訂復健計畫內容，很多困難與阻礙是可預測且可避免的。經由規律身體活動的養成，來預防老年人健康問題，及幫助老年人提升生活品質。其目的是使高齡者維持心智與身體的高功能，好的身體功能與體適能、自我效能的信念，能夠獨自居住、自我照顧、自理生活所需、使個人心理有所成長、自我成長，亦可以減少高齡者退休之後心中的孤獨感與降低憂鬱程度，最重要的是能夠延緩老化，增加其壽命。

德國所推廣的「運動是一種保健、醫療、復健」的概念，此種治療根據不同病人狀況，給予不同的訓練課程，運動復健過程亦屬健康醫療照護責任內，是藉助「運動」方式，促進身心功能障礙人士恢復機能。為增加生理與心理負荷功能，因此運動復健大多是以團體性運動訓練為主，訓練重點是以肌力與耐力提升，加強協調能力與柔軟度以及增加自信心，團體運動可以促進心理調適與社會溝通能力。參與其中的專業人員需經過特殊培訓，才可從事指導工作，以裨益長者的復健做為。

第三節　高齡者機能復健的需求

國人的生活型態隨著飲食方式、勞動參與，再加上老化，疾病型態由傳染性疾病轉為慢性疾病。人口老化是促使慢性病罹患率增加的主要原因之一，除此之外肥胖、不健康的生活飲食型態、缺乏規律運動、精神環境不佳，也是誘發中老年病的危險因子。高齡者復健輔具的設計應該有更廣泛的目標，除了要支持基本的 ADL 之外，還應思考對高齡者 IADL 的輔助，使得高齡者能夠在自己家中安全而便利地居住，並且能適切地做自我健康管理，如此高齡者才能儘量在社區居住而不需進入安養機構。最後則是思考輔具對 EADL 的協助，支持高齡者的社會參與、人際互動，以及與家人和朋友的溝通。

老年人面臨的問題包括：身心老化、平均壽命延長與健康、失落感、經濟壓力、記憶衰退、社會支持、死亡問題、社會刻板印象等，其中健康問題則是老年人普遍的困擾。許多研究證實加強教育宣導，健康促進展開，早期發現、早期治療及建構完善醫療保健，是長者疾病防治的重要工作。成功復健提供獨立自我照顧，回復自信、自尊。克服年長器官上損害及功能上障礙，或使儘量減少特定功能降低，須由年長親自配合整個復健團隊成員，不單施行治療性復健工作，且可進而步入預防性老年復健醫療工作。老年人的健康特質，包括身體與心智內在本能、肌肉功能、移動能力及骨質密度下降，容易導致跌倒骨折；視覺與聽覺感知能力退化，將影響人際溝通，導致社會隔離或失去自主性，進而造成焦慮憂鬱及認知功能下降，而認知功能下降會影響記憶、對訊息的反應速度變慢，也較可能發展為失智症；免疫功能尤其是 T 細胞（T-cell）的活動減緩，將降低皮膚功能與性功能。讓民眾提早瞭解老化，認識復健，知道老年可能會伴隨多重慢性疾病、羸弱、尿失禁與跌倒等問題，學習如何預防疾病，如何進行健康促進作為，如何進行復健工作，不但可預防延緩老化，也可學習到活躍老化。

隨著年紀的增長，身體器官與機能會逐漸老化，特別是人一到老年後，身體的毛病一堆例如糖尿病、高血壓、高血脂……等，增加了失能的可能性及復健的需求。健康促進以成為一項跨學門合作的研究領域此包括有流行病學、社會學、心理學、經濟學、社會行銷、社會政策、教育學、大眾傳播等。健康是老年人所關注的重要問題，而健康資訊、復健方法的獲取乃老年人生活中一項相當重要的需求。面對高齡社會，各類醫事人員除了應具備高齡照護的知識與技巧，以克服人力與經費緊縮的雙重挑戰外，亦須具備非醫療服務，包括協助病人決策、執行團隊照護（team-based care），善用資訊科技、致力於連續品質改善、溝通的技巧與社區照顧服務連結的能力。

老化的過程是非常複雜而且具有多種向度，並且通常還會伴隨某些生理上功能的喪失以及衰退。復健活動辦理也是一種手段，能藉此對社區對弱勢老人提供協助。社區式照護不應狹隘的定義在日照中心、社區關懷據點或居家照護，應更廣義的把社區中的醫院、診所、住宿式機構納入社區式照護的範圍，以符合不同民眾不同健康程度之需要。對於弱勢老人能提供協助。除了生理上，藉由此活動結聚老人，帶給他們心靈上的快樂。一個生理上的老化理論具有以下四個前提：

表 11-5　生理上的老化理論

項目	內涵
普遍性	過程必須有普遍性，各種生物體都必須經歷同樣的現象。
有害性	此過程的發生必須是有害的，會造成生理功能的衰退。
漸進性	過程必須是漸進的，也就是功能的喪失隨著時間而逐漸發生。
內因性	功能喪失必須是自然發生，沒有辦法被有機體本身所矯治或更正。

（資料來源：作者整理）

以上四點可知，自然老化和疾病是不同的雖然疾病具有有害性、漸進性、內因性等特點，但疾病卻沒有普遍性。例如：並非所有的人都會得到關節炎或阿茲海默症。

由於平均餘命的延長，老年人口逐漸增加，加上疾病型態改變，使得中老年病的防治工作與復健的重要性與日俱增。日本政府推展「健康日本二十一」計畫，參考國際世界的健間康促進潮流，為使國民延展健康壽命，選定包括：1.營養、飲食生活；2.身體活動、運動；3.休養、促進心理健康；4.抽煙；5.飲酒；6.牙齒健康；7.糖尿病；8.循環器官疾病；9.癌症等九項與生活習慣息息相關，容易引發癌症，心臟病，腦中風，糖尿病等長期、進行性疾病，可以從生活習慣改善的九個領域中，設定七十項具體數值目標，為求達成目標，與從中央到地方的各個相關單位（醫療保險者，保健醫療機關，媒體，企業，志工團體等）取得密切合作，建構國民能夠積極參與健康促進的大環境，同時也努力於提供適合國民個人活動時的各種資訊。同時訂頒「促進日後生活習慣病對策」，政府的推動目標及方針為「一要運動；二是飲食，落實禁煙；最後服藥」，在身體活動、運動的政策實施上更向前邁進一大步。

老人健康促進服務模式，除了致力於「疾病預防」及「健康促進」外，還要建構完整的「預防治療及復健」模式，因此，隨著老人健康促進服務需求，應建立完整復健的服務網絡。運動與營養是能夠讓內在能力維持或延緩下降的關鍵，從年輕開始規律的身體活動，有助於長壽。復健型態，老年人自我照顧能力的增進是重要的，老年人首先需對自我有正向的概念及有正向的健康信念，才能激勵自己朝向健康促進的目標努力。

高齡者的復健工作需考量由於擁有多年豐富的經驗和良好的判斷力、反思、同情心，且能以辯證的方式去整合經驗、情意、認知和動機。在平常應主動搜尋健康相關知識，以增加對自己身體的認識，瞭解身體功能如何運作，如何偵測疾病或健康問題的早期症狀，及如何實施健康促進生活形態。透過家人的鼓勵及關心，可減少老年人在執行復健行為時的障礙，因此家人應鼓勵及支持老年人復健的實施。以日本為借鑑，為回應高齡社會長者對復健的期待，從最早期的國民健康保險制度開始，經過醫療、保健及社會福利援助的時代，發現急遽的高齡化以及高齡化社會產生的各種社會問題，讓日本政府不得不從國民最基本的健康意識抬頭及促進健康自我管理著手，透過整體社會健康環境的改善。現在，政府有責任為提升國民的健康，提供最好的支援與服務。

第四節　高齡者機能復健的設計

世界衛生組織於二〇一二年世界衛生日以「高齡化與健康」（Ageing and Health）為主題，認為保持健康才會長壽。強調在人口迅速老化的過程中，各國政府應採取積極有效的策略與行動，包含促進國人良好的健康行為，預防或延遲慢性病的發展，創造並強化老人健康生活及無障礙的友善環境，鼓勵老人多方參與社會，使人們得以最佳的健康狀況進入老年，延長健康壽命、活躍老化。

老人生活品質面向包含個人、家庭、社會、醫療照顧等四個主要層面，服務需求範圍廣闊。需要來自老人學、醫學、營養、保健、復健、職能治療、心理諮詢、社會福祉、家庭學、運動指導等不同專業提供相關的服務，方能提供連續性的照顧，滿足老人的需求以提升老人生活品質。

老化是所有隨時間發生之結構與功能性變化及交互調適，面臨壓力存活能力減低，甚至死亡等所有複雜、奧妙。生物體從上到下，從裡到外，貫穿巨視到微視（macro- and micro- view），即從整個生物體、系統、器官、組織、細胞、胞器、乃至其組成分子等，均隨著時間發生或出現老化現象，老化會造成身體各部分組織或器官機能衰退或功能減弱。老人復健的原則在於鼓勵做自動自發性的活動，避免被動性、照護性的活動。活動內容應該簡單易做而不具有危險，每次活動量不要多、不要長，最好少量多次，較高目標應分成幾個層次，幾個階段來完成，並對每一個小成就加以稱讚鼓勵以培養信心。

表 11-6　老年人的健康範疇

項目	內涵
生理健康	包含疼痛及不適、活力及疲倦、睡眠及休息、活動能力、日常生活活動、對藥物及醫療的依賴、工作能力等層面。
心理健康	正面感覺、思考學習記憶及集中注意力、自尊、身體意像及外表、負面感覺、靈性／宗教／個人信念等層面。
社會關係	包含個人關係、實際的社會支持、性生活、被尊重及接受等層面。
環境範疇	身體安全及保障、居家環境、財務資源、健康及社會照護、取得新資訊和技能的機會、參與娛樂及休閒活動的機會、物理環境、交通等層面。

（資料來源：作者整理）

表 11-7　老年人復健團隊的功能

項目	內涵
復健科醫生	為團隊領導人治療團隊要角，於各種重建過程，扮演指導、監督整合（Integrate）的角色，
復健護理師	促進老年人功能上獨立自我照顧，和其他團隊成員一樣有責任避免任何併發症，任何可能問題須立即報告醫生加以處理，包括正確合適床舖上患者臥姿擺置，注意大小便功能，採被動活動關節與肌肉訓練等。
物理治療師	操作各種物理治療儀器施行，且教導老人各種基本功能活動（步行、輪椅與有效呼吸教導），如何使用常用家居物品可取代復健中心物品，與教導各種技巧，
職能治療師	藉由功能性操作過程，達真正關節活動度、肌肉強度、平衡協調感訓練及增進感覺和運動協調等，有能力設計或改造居家環境，合乎障礙老人特別需求。
呼吸治療師	配合處方下，操作各類呼吸治療儀器，及各種呼吸技巧訓練工作、姿勢引流等心肺照顧。
社會工作師	深入了解內心深處感覺，包括病人居家、社區及財力狀況等環境，如何安排合適此環境之未來生活與照顧等問題。

（資料來源：作者整理）

針對長者的復健工作強調，生活型態力求簡單、樸實、規律而穩定，適足以延緩老化之速度。營養之熱量、內容、比例及分布，對生物體的成長發育乃至老化等，均扮演一定的角色，當營養超量及明顯不足時，並不能獲得額外的好處，反而是稍稍減少一些，即足以延緩代謝，減少自由基的產生，可稍微緩和老化的進行。規律性的運動，足以活化代謝及神經內分泌之調控，讓身體運轉更有效率，可延緩退化之勢。

老化可視為人體隨著年齡之增加，身體出現一系列生理機能和形態方面的退行性變化等人生必經之自然現象的總合體。活躍老化（Active Ageing）是已開發國家面對高齡社會提出的策略，二〇〇二年世界衛生組織提出其政策架構（Active Ageing: apolicy framework），包括：

第一、預防及減少發生失能、慢性病及過早的死亡；

第二、在生命週期裡儘量減少主要疾病的危險因子，增加保護健康的因子；

第三、發展可持續負擔、高可近性、高品質、且高齡友善的健康與社會服務，以滿足老人的需要與人權；

第四、提供照護服務者的訓練及教育。

為促進高齡社會公眾的健康（public health），要培養每一位民眾的正確健康行為。影響健康的社會決定因素（social determinants of health）包括個人健康生活型態、社會及社區網絡支持、文化與環境。老年人常見疾病的特徵：

表 11-8　老年人常見疾病的特徵

項目	內涵
原因複雜	老年人疾病的原因多且複雜而不明確。例如動脈硬化症的原因可以是高血壓、抽煙、糖尿病、血脂肪高、緊張、肥胖等，且其原因之間的關係複雜。必須長期注意所有的相關因素並及時改善有害因素，來預防疾病的發生及進展。
潛伏期長	初期可能無明顯症狀，據統計，有半數高血壓的病人還不知道自己患有高血壓！週期性的健康檢查才能早期診斷，早期治療。
無法免疫	老年人得了病常常不能免疫，而患病的老人容易得其他疾病。據統計，每個住院的老年患者平均有四個病。診治老年病人必須發現共存的所有疾病而同時治療之。
不易根除	進行性（不會自然停止惡化）及長期性（患病期間長），不易澈底治療，但能控制（DM、H/T）。故須教育老年人病人繼續接受長期治療及追蹤管理。
差異性大	個人差異大，相同的疾病，在每個人可能有不同症狀，不同的病程及對治療有不同程度或性質的反應。故每個病人都需要以個案來處理。
多元復健	老年人常見疾病會嚴重危害組織器官而引起殘廢。故病人需要治療疾病，也須生理、心理、社會三方面的復健。

（資料來源：作者整理）

復健的早期介入可以有效地預防及延遲慢性病的併發症，也可以減輕慢性病所造成的疼痛、衰退、行動困難。即使病患因身體功能障礙而導致殘障，復健醫療仍可以幫助許多患者恢復步行及自我照顧能力，並克服殘障，回歸家庭及社會。由於年長者的記憶力及身體功能退化，容易出現重複吃藥、忘記吃藥、吃錯藥、服藥時間錯誤、自行調藥或停用藥物、藥品保存方式錯誤，或是喜歡買藥、使用偏方等用藥問題，針對銀髮族提出以下用藥安全的注意事項：

第一、就醫時應告訴醫生目前使用的所有藥品，避免藥品重複使用及發生藥品交互作用。

第二、確認服藥的用法、用量、時間和劑量，有疑問應立即詢問藥師。

第三、注意服藥產生的副作用（藥袋上會標示）及新症狀的產生。

每當看完病領藥回家之後，很多人習慣隨手把藥物放在飲水機旁、客廳、書桌或汽車裡，但卻容易忽略了，藥品跟食品一樣，萬一儲存不當，很容易就會變質而造成身體不適。正確使用及儲存藥品才能確保藥品療效、安全及品質，使用藥品與儲存要注意以下四個步驟：

表 11-9　老年人常見疾病的特徵

項目	內涵
依照指示	服用藥品前應詳閱藥袋標示或藥品說明書，從醫療機構領回的藥品，應確實遵照藥袋標示使用；自藥局購買的指示品，建議先向藥師問清楚藥品的使用方式，並依照藥師指示與藥品說明書正確使用。此外，建議保留藥袋及藥品說明書，當不清楚如何使用時，就可以參考用法、用量及注意事項說明。
服用成效	注意用藥後的身體情況，如有不適，儘速就醫，服用藥物期間如果出現身體不適，或服藥後病情沒有獲得改善，建議應儘速就醫，以減低藥品不良反應的風險，避免延誤治療。
妥慎保存	藥品儲存應避光、避濕及避熱，並分別保存：藥品建議放置在原有的包裝內，且存放在乾燥、陰涼的環境，例如：暗處的抽屜。不可存放在潮濕、悶熱或陽光直接照射的地方，如浴室、廚房、窗邊等。內服及外用藥最好分開保存，以免混淆，且應該與食品分開保存，並要存放在兒童不容易取得的地方。
確認期限	民眾常誤以為藥品包標示的保存期限為藥品的使用期限，卻沒有考慮到藥品開封後已經不是原本的儲存情況，藥品包裝標示的保存期限是指在未開封情況的保存期限，藥品只要開封與外界空氣、濕氣接觸，就會縮短其保存期限。因此，已經開封的藥品，服用前應注意是否有變質，例如錠劑變色、膠囊變軟、糖衣融化等情況，如果三個月內沒吃完，建議就不要再使用了。此外，從醫院領回來經分裝的藥品，如果當次沒有服用完畢，也建議要丟棄，不要再使用。

（資料來源：作者整理）

由於現行健保對急性疾病治癒後續恢復期的給付仍有不全之處，而高齡病患較一般病患最大的差異便在於需要一個較長的疾病恢復期，受限於現有健保制度的規範，高齡病患常在疾病雖然治癒但身體機能尚未完全恢復時便需出院，或在返家休養期間因照護經驗不足，使得病況復發或未能獲得有效的持續復健治療，錯失健康恢復的黃金期，為解決此問題，我國已有醫學中心設置「高齡醫學中心」導入歐洲所盛行的「中期照護」的概念，提供協助身體功能復健、營養狀況調整與心智功能回復的整合性健康照護服務，期能促進病患恢復最佳生活功能狀態，避免失能。

復健工作在應對健康照護體系應朝向社區化發展，讓老人內在能力有所增進，優化長者的健康人生，支持在地老化，提供系統性的支持病人自我管理能力，建立社區健康照護服務網絡，讓急性後期照護與安寧療護調整方向，往居家及社區化照護發展，強化地方政府對民眾健康照護的責任，皆有助於減緩高齡社會對醫療照護支出的衝擊。

結語

現代國家無不積極以提高國民生活水準，促進國民生活幸福為主要目的，當我們社會中的老人安養、照護與復健問題日益受到重視之際，健全的老人政策亦將是推動社會福利工作的具體體現；健康是影響高齡者生活滿意的重要因素，影響健康的因素包括環境因素和個人行為。保護因子能保護個體免於危險傷害，有助於發展克服困境能力的緩衝機制及調節危險事件的影響。當慢性疾病的危險因子降低，保護因子提高時，高齡者將享有較長的壽命和較佳的生活品質，而在老化過程中，也能保有健康並處理自己的生活。

復健醫療是既可提高醫療品質，又可節省長期醫療照護的財務花費，並且有效地減少機構性養護及住院需求，同時也降低家庭及社會照顧殘障者的種種人力、物力的支出。就此，政府不僅應保障老人經濟安全、醫療保健、住所、就業、社會參與、持續性照顧等權益，更重要的是所有的服務要能維持個人的自立、增進社會參與、促進自我實現、獲得公平對待和維護尊嚴，以達社會福利的目標。

第十二章　高齡者的健康生活願景

前言

隨著醫療科技進步，國人平均餘命延長，又因社會結構及價值觀之變遷，少子化現象，加速高齡化社會的來臨；全世界人口老化為共同現象，老人是我們生命與能力的源頭，是家庭和社會的重要資產，或許也是我們甜蜜的負擔與未來景況的寫照。經由認識老年人的社會福利，增強本身能力、善用現有資源，進而對政策建言及爭取照顧者的福利，老年人的照顧者可以更健康、快樂，社會可以更溫馨、和諧。台灣擁有經濟獨立的老人越來越多，加上醫療技術提升與醫療資源進變性增加，使得高齡者健康狀況較好的情況，都提醒我們「高齡化的台灣」可以有不一樣的面貌產生。

一般老年人進入高齡期之後，將隨著年齡增長逐漸老化，在衰退的過程中不可避免地會產生身體方面之疾病，因此身心保健向來是老年人最重視的事。世界衛生組織（WHO）在《活躍老化：政策架構》（Active Ageing: A Policy Framework）提出「活躍老化」（active ageing）觀念，主要目標以社區營造的方式，鼓勵地方及民間團體開辦社區關懷據點，即是社會必須將焦點關注於高齡者的健康、生活品質以及社區參與之過程，並能使高齡者從中獲得最大的身心益處。

第一節　高齡者健康生活的意涵

因少子化的現象，台灣高齡化社會的特徵益趨明顯，將加速我國各年齡層的人口比例的改變，促使我國高齡人口的成長速度比其他國家快；未來高齡社會所衍生的問題將逐漸浮現，所以必須及早因應高齡社會的各種問題。健康保護和健康促進是老人照顧中很重要的概念，而推動健康促進的目的在增進老人最大潛力、縮小老化所產生的影響、增進生活品質與生命意義。老人生活需求的滿足成為家庭與社會關懷的重心，故當我們在規劃各類高齡者教育方案時，除了在衣、食、住、行、育、樂等六個生理方面滿足高齡者的需求，更應協助高齡者們探索瞭解生命的真相、體驗回顧生命的記憶、規劃未來的生命歷程、圓滿如意的完成人生旅程，妥善滿足高齡者們的在生理、心理與靈性的需求。

老化是不可避免的過程，生理與心理都會有所變化，了解自己的身體狀況，選擇適合自己的鍛鍊方式，才能促進自己的體能又能避免受傷，而在心靈方面，增加與他人的互動，有虔誠的宗教信仰，以開放的心胸包容別人，都能讓自己心境平和。高齡者隨著平均餘命增加，也伴隨慢性病的增加，而活得長未必活的好。世界衛生組織（WHO）提出活躍老化的觀念，強調「提升民眾老年期生活品質並達到最適宜的健康、社會參與及安全的過程」。健康老化（healthy aging）已經成為重要研究議題，除了由專業人員提供醫療服務之外，藉由適當管道來獲取健康資訊不僅是促進個人健康的基本關鍵，同時也是提升老年生活品質的核心基礎。期望每位長者都能身心健康，享受生活，也能與下一代一起改善老年照護環境，讓健康的長者維持健康，也讓體能衰退的長者能身心均安，安享天年，而能達到「人生七十不稀奇，活力滿滿迎古稀」的境界。

「成人發展理論」（Theories of adult development）作為描述年長後心智改變的解釋機制，並且更細緻的分析其中成人發展的改變模型（development pattern），以取代高齡化就是老化、退化的觀點。採取成人發展的理解架構出發，也正是積極實踐以有活力的老化取代失去活化的老化；以有生產的老化取代消費的老化。

社會的進步、經濟的發展及醫療水準的提高，人類平均壽命不斷地延長，高齡人口快速成長已成為社會一致的趨勢。為了促進活躍老化，健康照護體系需有「生命週期」的概念，重點在健康促進、疾病預防、醫療服務、心理健康服務及長期照護。邁入高齡期的老年人在生理、心理與社會調適方面往往容易面臨新的問題，為了解決前述可能困難與障礙，並使老年人在社會中能夠自主生活，進而衍伸出持續健康資訊的需要。延長老人健康年數並減少失能人數：透過資訊整合、公私協力及全民參與，建構可近的健康促進、社區安老、生活支持、社會參與等服務，全面提升個人健康識能，普及佈建社區資源網路，有效促進高齡人力再運用，營造正向無礙友善環境，活化產業回應多元需求，以達到增加健康年數，促成活力老化的核心目標。

表 12-1　老化的類型

項目	內涵
正常老化	是生理、心理上無疾病狀況，可以在社會上隨時間自然地老化。
成功老化	則是一種在優質老年人的社會中老化，漸漸變老。
病理老化	個人遭受到疾病的困擾，例如：退化性關節炎、糖尿病、老年癡呆等。
活躍老化	活躍的老年生活參與和獨立，因此除了達到成功老化的標準，同時涵蓋身體、心理、社會三個面向之外，應強調生活的自主，以及積極的生活投入。

（資料來源：作者整理）

隨著社會的進步、經濟的發展及醫療水準的提高，人類平均壽命不斷地延長，高齡人口快速成長已成為社會一致的趨勢。健康照護體系應朝社區化發展，建立社區健康照護服務網絡，讓老人內在能力最優化以增加健康人年，藉由健保支付制度之引導，建立以人為中心之整合式醫療照護，強化地方政府對民眾健康照護的責任，有助於減緩高齡社會對醫療照護支出的衝擊。

Riley & Riley 於二〇〇〇年提出「年齡整合」的觀點，修正了原先「年齡區隔（age-differentiated）」的方式，說明早期人們常依社會規範形成不同角色，如：少年時期應接受教育；中年時期應承擔工作與家庭責任；到了老年時期則應該享受休閒的退休生活，這種循序漸進的社會角色。隨著在當今人口老化迅速的社會結構中，因老人角色無法獲得適當調整，而產生結構性落差（structural lag）。因此，「年齡整合」的觀點是應把既有的年齡區隔移除，將受教育程度、工作性質及年齡等順序重新組構，讓不同年齡層的人共同參與。諸如：對健康的老人來說，工作不只是支持財務的方法，也就使他們生活有目標的重要方法。不但是愈來愈多的老人熱切的想要去工作，而且也隨老人數目的增多，年輕人口的減少，老年人力也愈來愈重要。

世界衛生組織（WHO）對健康的定義：身體、心理、社會三面向的安寧美好狀態，「活躍老化」提供了追求健康的方向，不應侷限於沒有疾病。對老年人健康的關注，不應僅侷限於罹病或功能障礙老年人之照顧，更應積極以提升老年年人整體生活品質及安適狀態為目標，活躍成功的老年生活，應追求從身體、心理、社會等多方面的健康，進而使老年維持自主與獨立，亦能參與社會經濟文化等事務，提高生活品質，才是老年生活應追求的目標。依 OECD 國家的經驗，提出「在地老化」（aging in place）為高齡者健康促進發展的目標，其目的是希望避免過度機構化的缺點，使照護成本降低，讓有照護需求的民眾能延長留在家庭與社區中的時間，保有尊嚴而獨立自主的生活。然而，支持老人留在社區中生活的相關資源須有所建置，以強化社區中的居家支持服務為主，結合社區中長期照護服務與醫療服務資源，提供有需要的老人及其家庭具整合且持續性的照顧服務，儘量做到在老人居住的地區，就地提供其所需要的一切服務。

近年來，「在地老化」的觀念正在形成中，其目的無非就是充分利用醫療資源，有各種健康促進運動，提供全方位服務，讓長者無後顧之憂，享受在地老化，有尊嚴的優質晚年生活。對高齡社會而言，面臨人口快速老化、家庭與生活型態改變、社會價值變遷的問題與挑戰，必須有更前瞻整體的政策規劃，以滿足高齡者對健康照顧、長期照顧、基本生活、支持網絡、人力再運用、運動休閒及消費、無障礙生活及破除歧視等的多元需求，期待讓我國民眾均能享有健康快樂有尊嚴的老年生活。老化既是無可避免的生命過程，我們就應正確地讓老年人認清真相，面對其身心的變化，使其有「自知之明」，健康其心理的衛生，鼓勵及早進行生活規劃，在年輕時即應培養個人之嗜好與興趣，在年歲日長之時則更鼓勵其參與社會活動，儘量減少依賴，克服其心理上之孤僻、憂鬱、不安、哀傷、怨恨等不平心理，而這些作為有賴個人、家庭成員、社區心理人員、家庭醫師等之通力合作，不斷地諮商、協談、教育、輔導、疏解……全力予以心理支持，重振其人際關係信心，使其回歸人群社會，關懷他人，發揮愛心，使其願意提供豐富的人生經驗，傳承給後人，使其深切感受生命的偉大，進而得以安享落日餘暉之黃昏美景。

第二節　高齡者健康生活的重要

隨著高齡人口佔總人口數比例的增加及高齡化社會的來臨，老人的相關議題日益受到重視，而高齡者的教育也逐漸受到重視，高齡者教育在高齡化社會已成為一個重要且急迫的課題。我國近十幾年來，隨著人口結構的高齡化，也逐漸重視高齡化社會所衍生的醫療、福利等問題。聯合國為關懷高齡者的生活境況與生命品質，於一九八二年制定了「國際老化行動計畫」（International Plan of Action on Ageing），作為老人人權的重要內涵。一九九〇年時聯合國大會通過一項重要決議，將每年的十一月一日定為「國際老人節」（International Day for the Elderly），以示對老人的尊敬與重視。

「健康促進生活型態」根據美國健康教育與促進術語聯合委員會（Joint Committee on Health Education and Promotion Terminology）的定義：「可將個人生活品質極大化，並可降低對於負向健康結果易感受性的行為型態」。擁有健康促進生活型態是健康促進的要素，透過健康促進生活型態可使老年人感到生活滿足及愉快，而非僅避免疾病的發生。長壽必須具備持續的健康的機會，因此活躍（active）應為身體活動能力或勞動力的參與，退休及失能老人仍可維持活躍，更期望他們依舊能積極參與家庭、同儕、社區甚至國家的活動。學者歸納整理出健康促進生活形態，可包含六個層面，分別為：

表 12-2　健康促進生活形態

項目	內涵
自我實現（self-actualization）	生活有目的、朝個人目標發展、對生命樂觀及有自覺及正向發展的感覺。
健康責任（health responsibility）	能注意自己健康、與專業健康人員討論健康保健、參加有關健康保健的活動等。
規律運動（exercise）	能從事規律性運動或休閒性活動，從事運動及休閒的活動，尤其特別強調每週至少運動三次，每次持續二十分鐘以上的運動，並能將運動行為融入日常生活中，而研究也顯示運動行為是國內老年人執行最差的健康促進行為。
健康飲食（nutrition）	健康的飲食形態及能做正確的飲食選擇，少吃含大量脂肪、膽固醇、鹽和糖的食物，不喝或有節制地喝含酒精的飲料。包括日常飲食型態與食物選擇。
人際支持（interpersonal support）	能發展社會支持系統，並與他人維持有意義的人際關係。如親密的人際關係、與他人討論自己的問題、花時間與親密的朋友共處。
壓力處理（stress management）	能放鬆自己及運用減輕壓力的方法，能接受生命中一些無法改變的事情。包括睡眠、放鬆自己、運用減輕壓力的方法等。

（資料來源：作者整理）

高齡化（或稱為老化），不等於退化（decline）；未來龐大的高齡人口是國家社會重要的人力資源，若能善加運用將是幫助高齡者達成活躍老化的最佳助力。「活躍老化（active aging）」為使健康、參與、和安全達到最適化機會的過程，以便促進民眾老年時的生活品質。期待老人家持續地參與社會、經濟、文化、靈性與公民事務，維持活躍，積極參與家庭、同儕、社區甚至國家的活動，因此，需以促進老人身體健康為依據，讓老人擁有自主性及獨立性。隨著年紀的增長，人們諸多心智功能不是單純的退化，另外還有成長（growth）、轉化（exchange）、重組（reorganization）等發展機制，有鑑於一九八六年於加拿大渥太華舉行的「第一屆國際健康促進大會」的主要倡議，在於擴展了健康促進的角色範圍，包含社區、組織及個人等層次，並提出健康促進行動綱領與策略：

第一、營造健康的公共政策

第二、創造支持友善的環境

第三、增強社區推展性行動

第四、培育個人的健康習慣

二次大戰迄今數十年間，全球人口結構變化的結果是人們的平均年壽不斷地延長、嬰兒潮也行將退休，還有出生率不斷下降……等問題，結果顯示出世界各國需要正是老年經濟安全制度，以照應老年人生活的需要，使得政府得以尋求因應之道。他們的人生經驗豐富、寶貴、閱歷資深，是值得年輕後輩的敬重與敬佩。隨後在一九九一年頒佈了「聯合國關懷老人原則」（United Nations Principles for older Persons），進而將之具體化為政策、實務方案與行動之中，以建立一個不分年齡、人人共享的理想社會。

英國社會學家季登斯（A. Giddens）認為，一個強調社會融合、社會整合的社會，政府推行政策必須從兩個面向進行改革，其一，消除各種弱勢族群參與經濟活動的可能障礙，促使他們成為主流社會經濟生產體系的一員；其二，提供優質的福利服務，型塑社會團結的生命共同體。「老」是個人與社會的成功，是值得驕傲。鼓勵自在樂活的老年，政府必須用具體政策，注入人性化、科學化、產業化、國際化、互助化的元素，來正向看待「老人」的議題，化危機為轉機，並引領產業界看見老化潮帶來的新內需，發展銀色 GDP，例如:休閒、生保健、資訊科技、行動輔助及各種居家友善設計。讓老人在地安老，快樂生活，健康有尊嚴，呼應世界衛生組織健康老化、在地老化及活力老化理念。

「朝回日日典春衣，每向江頭盡醉歸。酒債尋常行處有，人生七十古來稀。穿花蛺蝶深深見，點水蜻蜓款款飛。傳語風光共流轉，暫時相賞莫相違。~杜甫〈曲江〉」，古人能活到七十歲是很稀少的，而現今國人平均壽命已達到八十歲，人生七十已非古來稀，而是要改稱為人生七十不稀奇。世界各國對人口老化的政策，多侷限於提供老人照顧和保障其所得安全，而近來已相繼採取促進積極、健康老化（promoting active ageing）的策略，致力消除老年人是依賴人口的刻板印象，並認為政府應開發老人人力資源、調整家庭、社區和社會環境、降低老人勞動參與的障礙、積極供老人彈性和部分工時的工作機會，以因應人口變遷趨勢。爰此，高齡者在平日除了應保有積極樂觀、豁達開朗的人生觀之外，需廣泛的吸收保健常識，養成良好的生活習慣，配合適當的運動，注意飲食衛生及營養，定期檢查身體健康，增進人際互動，參與志願服務活動，促進心靈成長，建立正確的健康老化行為與態度。

健康促進，健康不只是消極地「維護」，而是更需要積極地「促進」，造成健康促進運動的興起。經多年來學理與實務的充實體現，成為改善人類生活質與量的重要力量來源。老年族群隨著年齡的增加，罹患慢性病及失能的危險性越高，如果無法使一個國家的高齡者健康狀態改善，則其所花費的社會及醫療成本將大大的提高。此皆說明了高齡者參與學習對於身、心健康及社會方面均有正向影響。一種倡導與激勵性的參與式的社會機能，激發民眾與社區對自身的健康負起應有的責任。換言之，如何以符合效能、倫理與公平的方式，提升整體人口的健康，就是健康促進要追求的目標。而由哲學、醫學、社會科學、行為科學、宗教心靈、社會政策等，跨學門所建立的多元性知識基礎，為健康促進工作者提供鮮活與合理的行動架構。

老年期不是人生的結束階段，而是人生命的完成階段，就如同老年人頭上的銀白色冠冕那般輝煌與絢爛，是一個值得歡呼喜樂與頌揚讚美好的年日，健康促進為增進個體與團體的健康認知，導向正確的心態及積極的態度，以促使行為之改變，並尋求身心健康的方式，來提升生活滿意；而成功的活躍老化必須建基於「強化其掌控並增進自身健康的過程」。

人口老化已是近數十年來全球的趨勢，有關老年健康與長期照護已是各國關注的焦點，我國自邁入老化國家之列後，對於老年人的健康問題益發重視。在此一趨勢下，如何使所有老年人的生活更健康、更滿足，而不僅是關注在已生病或失能的老人照顧上，則為更具前瞻性的焦點。健康照護體系應朝向社區化發展，讓老人內在能力最優化以增加健康人年，支持在地老化，提供系統性的支持病人自我管理能力，建立社區健康照護服務網絡，引導健保支付朝以人為中心之整合式照護，打破年紀與醫療費用支出呈直線增加的迷思，翻轉住院呈現倒金字塔的情形，讓急性後期照護與安寧療護調整方向，往居家及社區化照護發展，強化地方政府對民眾健康照護的責任，皆有助於減緩高齡社會對醫療照護支出的衝擊。

第三節　高齡者健康生活的需求

「健康」是影響高齡者生活滿意度的重要因素，健康促進含括身體、心理與社會面向，民眾須提升其健康知識、健康態度與健康行為。健康不僅止於免於疾病、或得到健康資訊，而是要把健康的觀念和生活型態融入日常生活中。除個人努力外，亦需要家庭、社區及各種場域環境的支持，以達到個人更健康與活躍老化的目標。二十一世紀的老年人健康照護目標重點在於「創新」、「整合」與「品質」，更強調健康促進、疾病預防和高危險群管理；依疾病自然史與三段五級模式，初段預防主要工作為健康指導和衛生宣導，次段預防為健康檢查、異常個案轉介與追蹤，末段預防為評估、通報、長期照護轉介及管理。創造出有活力的老年（Active Ageing）與有生產力的老年（Productive Ageing），而透過提昇民眾的生活品質（Life Quality）、工作品質（Work Quality）與社會品質（Social Quality），創造有助於提昇民眾生活福祉（Well-Being）的社會結構，以落實健康、安全、活力與尊嚴的核心目標。

隨著科技及醫學的發達，人類平均壽命逐漸延長，使得老年期幾乎佔滿了個體生命全程的三分之一，依據台灣的平均餘年水準，六十五歲的高齡者約有十五年的餘命，故提供高齡者教育可以使高齡者不斷地發展自我、擴展視野，瞭解社會並具有適應變遷、與時俱進之能力，透過學習，有助於老人重新確認個體生命的意義與價值，並對高齡期的生涯發展有重大幫助、有助於高齡者完成在成年晚期應有的發展任務。健康是多元與變動的概念，WHO 的渥太華憲章將健康促進定義為：「使人們能夠強化其掌控並增進自身健康的過程。」而老人人口也是異質性高的組成，走入長者生活與活動的場域，無論健康條件、行動自主能力及所處的環境是在居家、機構或社區，常呈現出長者十分不同的生活方式，與健康促進的多元行為和信念。

老年期不是人生的結束階段，而是人生命的完成階段，就如同老年人頭上的銀白色冠冕那般輝煌與絢爛，是一個值得歡呼喜樂與頌揚讚美神的年日，一個值得老年人再次去體驗神的信實與公義、無比的愛，以感恩的心來數算恩典的年日。高齡者健康應該讓高齡者學習如何解決老化的問題，透過學習有助於高齡者重新確認個體生命的意義與價值，並對高齡期的生涯發展有重大幫助、有助於高齡者完成在成年晚期應有的發展任務，並提昇其規劃晚年生涯及生活的能力，使高齡者不至於與社會脫節，並可以適應變遷的社會。以馬斯洛（Maslow）需求層級理論為基礎架構，透過老人學中老化理論的觀點，針對高齡者服務需求進行分析可分為老年生理需求、老年安全需求、老年愛與歸屬需求、老年自尊需求以及老年自我實現需求等五個構面，其中：

表 12-3　老年自尊需求以及老年自我實現需求構面

項目	內涵
生理需求	主要為身體老化所產生的各樣變化，包含延遲老化、適應身體自然老化及面對身體非自然老化等需求。
安全需求	著重於安全感與被保護的需求，包含維持良好的生活習慣與健康、飯食準備需求、衣著需求、居家安全需求、行的需求等。
歸屬需求	隨著年齡增長而增加，需要家人與朋友的支援與陪伴，包含面對自然老化所需要的心理調適、克服疾病的心理壓力以及老年新生活的適應與調整等需求。
自尊需求	包含他人合宜的看待自己、高齡者合宜的看待自己以及完美的與生命告別等需求。
自我實現	高齡者對於成功老化的需求，包含學習與創造以及實現責任與義務等需求。

（資料來源：作者整理）

二〇〇二年世界衛生組織（WHO）提出「活躍老化」（active ageing）觀念，已成為 WHO、OECD 等國際組織對於老年健康政策擬定的主要參考架構。個人行為是造成慢性疾病的主要原因，個人若執行健康促進活動則可降低疾病的發生及死亡。故若鼓勵老年人執行健康行為，不僅可減少老年族群醫療支出，更可提高老年人的生活品質。健康促進是指結合教育的和環境的支持，使民眾能採取有益健康的行動及生活方式。由於時代的變遷、社會結構與就業型態的改變，一旦高齡者無法妥善安排自己退休後的生活而使身體機能加速退化的同時，看護與照料的責任隨即落在子女的身上，往往使得子女在工作、家庭與父母照料之間難以面面俱到，進而影響家庭的生活壓力。

世界各國面對高齡社會的挑戰，幾乎已達成一致的理念與共識。「健康促進」旨在使個人增強與掌控自身健康的能力，提升其生活品質，而介入的作法包括改變個人的健康行為，例如飲食與運動、創造健康的環境、以及改變對健康的文化態度與期望。在高齡化社會裡，健康與福祉被聯合國認定為老人的兩大迫切與普及的社會議題，高齡者健康促進的內涵規劃方向應涉及生理、心理、靈性三個層面，囊括快樂生活與健康促進兩個向度，孔子說:「六十而知天命；七十而從心所欲，不逾矩。」就是要老年人有所節制、不貪求、滿足現況、用感恩的心來接受上帝所給予的一切，珍惜神所賜予的每一件事物，才是身心健康生存之道的法則。並應充分落實「聯合國關懷老人原則」的精神與內涵，以促進社會對於高齡者的重視與關懷以及各代間的和諧家庭和樂，讓我們邁向一個不分年齡，人人共享的理想社會。

面對高齡人口速增的未來，如何使未來人口組成朝向人人健康發展是政府施政重點，是以，我國第一份「高齡社會白皮書」即以「健康促進」為核心理念，以「增加健康年數」、「減少失能人口」為政策目標。「活躍老化」意味著活躍的老年生活參與和獨立，因此除了達到成功老化的標準，同時涵蓋身體、心理、社會三個面向之外，應強調生活的自主，以及積極的生活投入。活躍老化同時符合以下六項指標：日常生活功能正常，工具性日常生活活動正常，認知功能正常，無憂鬱症狀，良好社會支持與投入老年生產力活動者。WHO（1989）倡議健康促進的終極目標是要讓個體獲得正向的健康結果，同時，健康促進行為應該融合於生活型態中，深入落實到生活的各層面，讓個體終其一生都有正向的健康體驗。作為一位健康促進者的職責為：

一、能隨時能吸收新資訊；
二、勇於突破現狀，能挑戰行為背後的假定、尋求新資源；
三、用語能清楚簡明；
四、避免對標的人口群產生先入為主的刻板印象與偏見；
五、著力在標的人口群行為的改變；
六、在理解民眾維繫其行為的前提下，導入其可接受的替代方案與所需的資源和支持。

老人最喜歡的老化地點是自己的家及社區，強化社區健康促進的角色與功能迫不容緩。澳洲、丹麥及英國等國皆發展強化社區健康工作者計畫，包括家庭訪視、強化身體活動，延緩功能下降、初段預防保健、服務送到家、發掘個案與改善用藥等；以整合在地資源，提供地段家訪、健康促進、特殊保護、個案發掘、早期診治與末段預防保健的工作，讓垂直整合照護的工作得以達成，值得做為我國推展高齡者健康促進作為的參酌與借鏡。

第四節　高齡者健康生活的設計

老化經常伴隨著能力、健康的衰退以及經濟和社會資源的喪失，許多先進國家人口老化過程所引發的各種問題已經顯現，包括生產力降低、醫療和照顧費用提高等經濟面問題，以及老人安養、國民年金等社會福利問題，一九八〇年代 Fries 所提出的疾病壓縮理論（compression of morbidity）影響最深，主張對絕大多數老人所需的健康促進與疾病預防需求加以重視，以預防或延緩老人身心功能的退化，減少長期照護的需求，控制節節升高的照顧經費。健康是幸福生活的根基，健康能讓人延年益壽，不但有益個人及家庭，更有益社會與國家。因此，人們常講「健康就是福」。高齡者健康生活的設願景是追求老人不只活的久，更能活的有意義；不僅追求成功老化，更要達到活躍老化之目標。根據世界衛生組織的定義，健康是指身體（生理）、精神（心理）及社會（社交）都處於一種完全安寧的狀態，而不僅是沒有疾病或虛弱。

健康促進生活型態的功能不僅能促進健康，並能提昇個人生活品質。健康資訊需求經常是為了個人生命安適與健康照護所進行健康促進相關行為，因而凸顯了老年人健康資訊能力的重要性。而 Walker,Sechrist & Pender（1987）將健康促進生活型態定義為「個人為了維持或促進健康水準、自我實現和自我滿足的一種多層面的自發性行為和認知」。健康促進為增進個體與團體的健康認知，導向正確的心態及積極的態度，以促使行為之改變，並尋求身心健康的方式，來提升生活滿意；而成功的活躍老化必須建基於「強化其掌控並增進自身健康的過程」。促進心理健康與社會連結的政策或計畫，與促進身體生理機能健康同等重要，並且維持老年人自主獨立生活，這是當前的目標與方向。社會參與是高齡者維持身心健康之最佳方法之一，鼓勵高齡者參與社會互動。高齡教育制度乃係為老年人適應困難，提供抒解與調適的學習管道，以及參與社區，從事志工的知能。推廣運動休閒活動，營造安全合宜的高齡運動休閒環境；整合終身學習，翻轉高齡學習概念；建構圓夢平台，協助高齡者實現夢想。具體方向為：

表 12-4　促進高齡者多元參與

項目	內涵
積極落實運動參與	強化國民運動中心複合式功能，結合體適能專業人才增進長者體適能發展多元運動方案，建置銀髮族體適能資料庫，規劃發展高齡者運動處方，培養有效正確的運動習慣，以強化長者運動知能，提升整體身心健康。
創造多元休閒機會	為鼓勵高齡者走出戶外，規劃完善銀髮無障礙旅遊行程，倡導高齡者體驗各式休閒旅遊，鼓勵業者發展高齡休閒旅遊產業、開發創新特色或專屬品牌旅遊服務，滿足高齡者多元休閒需求。
推動高齡學習制度	運用翻轉教室概念，整合終身教育體系，全面推動高齡教育專業人員培訓，建立高齡教育專業資格認證，鼓勵高齡者貢獻智慧成為老師，亦或樂於學習成為學生，善用退休生活，活到老、學到老。
規劃長者圓夢平台	鼓勵更多高齡者把握當下，追求生命價值、自我實現，透過跨域合作、公私協力及全民參與，打造高齡者圓夢平台，協助高齡者圓夢，實踐不老精神。

（資料來源：作者整理）

Havighurst 於一九六八年提出活動理論（activity theory），認為個體晚年除了生理機能的衰退造成健康問題之外，透過高齡者原有的社會基礎，其心靈層面與社會層面與青壯年時期並無太大差別，反而更有社會資源的支援。歌德於八十歲時候才完成「浮士德」的鉅著，藝術家米開朗基羅在八十八歲也完成了「聖彼得大教堂穹頂」，愛因斯坦、海明威、蕭伯納、邱吉爾、美國雷根總統等，都是晚年的時候才完成了他們偉大的事業。因此銀髮族應保持活躍，積極地維持人際關係，持續地投入有意義的事務，避免與社會脫節，即使因為無可避免地在某些面向必須撤退，也應找出替代方案，例如退休後可發展自己的興趣，或投入公益活動，以維持人際網絡，避免因過於沉寂而加速生理與心理的老化。

由於臺灣人口平均壽命延長、伴隨生育率下降、老化指數速度相對加快，衝擊著我國未來的社會環境結構。面對超高齡社會即將來臨，如何使老化成為人生正面的經驗，讓高齡者同時具備持續健康、社會參與及安全的生活，是促進高齡者生活品質的最佳方法。近年來台灣地區雖有不少高齡者福利推動機構，但施清發等人研究指出，國內高齡者福利政策的考量大都注重在醫療需求及經濟需求，對於教育及休閒需求、心理及社會調適需求及家庭關係需求等方面卻較少為人所重視。所以，從高齡者健康促進生活型態及其活躍老化學習需求做深入探討。宏揚關懷理念，發展精緻服務，以培育高齡專業人才過程嚴謹審慎，所參與的人員除了能提昇專業學術能力外，也因為深入老人服務機構，實地了解其醫療服務、資源運用、社群活動、健康照護等運作情形，所以能拓展高齡領域視野，培育高齡專業人才，以「健康照顧」及「關懷生命」為基礎，「卓越創新」及「精緻服務」為導向，讓老人服務事業能備受重視，符應我國文化「頤養天年，老有所終」的精神。

高齡者在平日除了應保有積極樂觀、豁達開朗的人生觀之外，需廣泛的吸收保健常識，養成良好的生活習慣，配合適當的運動，注意飲食衛生及營養，定期檢查身體健康，增進人際互動，參與志願服務活動，促進心靈成長，建立正確的健康老化行為與態度。長期照顧屬於三段五級的末段預防，必須：

一、兼顧可負擔性及可近性，確保窮人及邊緣戶亦可使用到服務。

二、需顧及健康、尊嚴、選擇權為人的基本權利。

三、盡可能的支持或改擅長者內在能力。

四、需以人為中心，提供協調整合其所需的服務。

五、無論是正式或非正式的長照人力，都應被公平對待，其社會地位亦需被肯定。

六、政府應建立公平可負擔的長照財務制度，並負起監督長照系統的所有責任（WHO，2015）。

長期照護服務不應只是照顧基本的生存，應設法讓失能者有尊嚴高貴、有意義且有幸福感的活著。照顧者應朝如何讓失能者內在功能發輝最大的努力，輔以復健、好的營養或身體活動，可以改善老人的內在能力。為能代償內在能力的喪失，政府有責任提供其維持生活功能的環境支持與必要照顧。

人類平均壽命不斷延長，人口老化已成為世界各國一致的趨勢，更成為全球的普世現象，在這一波全球灰色化浪潮中臺灣也逐漸邁入高齡社會。由於臺灣人口平均壽命延長、伴隨生育率下降、老化指數速度相對加快，衝擊著我國未來的社會環境結構。人口老化是目前世界先進國家共同面臨的銀髮革命，全球灰色化（graying world）更是普世的現象，為積極面對高齡社會，世界衛生組織（WHO）於二〇〇二年提出「活躍老化」（Active Ageing）政策架構，提倡從高齡者「健康、參與及安全」三大面向提升其生活品質。之後，經濟合作暨發展組織（OECD）會員國家已關注到積極性老人福利政策的重要性，該組織於二〇〇九年以「健康老化政策」（healthy ageing）為主題所發表的研究報告，檢視各國就促進老人健康所推行之相關政策及方案，針對如何提升高齡者健康生活與福祉提出重要的推行策略架構。此方案更加說明強化高齡者身心健康的重要，更是促進高齡者活躍老化的必要條件。在運用專業能力從事健康促進與活躍老化的過程中，應建構友善安全的環境，讓高齡者感受自主與尊嚴，引導其充滿活力與熱情，例如發展生命守護系統，以降低危害因子，增加高齡安全係數；發展醫療硬體產業，以強化高齡健康保障，延長壽命；發展遠距居家照護，以輔助家庭照護，提昇高齡者活動自由；發展投資理財規劃，以保障高齡者生活品質，安享晚年。

推展高齡健康促進活動，讓高齡者能及早調整自己的生活步調，改善自己的身體狀況，不要等到發現時為時已晚而悔不當初。

發揚傳統「老吾老以及人之老，幼吾幼以及人之幼」的大愛精神，以營造一個悅齡親老的社會，建構一個世代融合的友善樂齡環境，以增長高齡者健康促進與活躍老化。

在人口快速高齡化下，假設保費、性別年齡別醫療費用支出不變，到二○二五年時醫療收支會短絀新臺幣四千億元。除了醫療費用的增加外，高齡化亦代表民眾對長期照顧的需求增加，在高出生率時代，失能長者有多個子女輪流照護，在低出生率時代，一對年輕夫婦需照護年幼子女，同時可能面對有四個父母、八個祖父母需要照顧的問題，年輕人是否有能力兼顧就業與照顧失能長輩，是大家必須面對的。

在現代化國家的社會政策中，社會福利制度所扮演之調合社會衝突、凝聚人民對國家之向心力等功能，將越來越重要。「健康老化」責成為執政者的福利推動之目標，尤其若能具體減輕社會中社經地位弱勢者對未來的憂慮，不論是目前仍是中壯年的人口群、或將需

表 12-5　高齡者健康促進

項目	內涵
保持均衡營養	健康促進活動，首重維持均衡的營養：低糖低油低鹽、高鈣高纖高水份的養生食品，能活化身體機能，減少骨質疏鬆，增強身體免疫力。
提倡適度運動	具備良好的健康管理知識，及適度的高齡運動，按摩理療、舒展筋絡皆能促進血液循環及心陳代謝，定期作體適能的檢測與評估，能避免疾病的發生，及時調適身體狀況，維持身心的健康發展。
強化心靈撫慰	要打破高齡者的沉默、敞開高齡者的心扉，一般大眾應主動關懷，對老者嘘寒問暖，讓他們能有被重視的感覺。以親切的態度，適時鼓勵讚美，強化高齡心靈撫慰，協助高齡者回顧一生，坦然面對生命。
促進社會參與	藉由高齡社團活動，能認識更多的朋友，老夫老妻可以結伴參加，三五好友能共聚一堂，拓展人際支持，促進高齡者的社會參與，能主動付出，主動關懷，並獲得真心回饋的快樂，藉由人際間的交流互動，擴展生活圈及擴大視野。
重視自主學習	讓高齡者喚醒自我覺察，統整自我人格，達成自我掌控，實現自我目標；讓高齡者重視自主學習，激發自我潛能，肯定自我價值，激盪出生命的火花，開創高齡者的豁達人生，以達到生命更高的境界。
發展專業服務	以「健康照顧」及「關懷生命」為基礎，建構友善安全的環境，讓高齡者感受自主與尊嚴，引導其充滿活力與熱情，例如發展生命守護系統，以降低危害因子，增加高齡安全。
宏揚關懷理念	強化高齡健康保障，延長壽命；發展遠距居家照護，以輔助家庭照護，提昇高齡者活動自由；發展投資理財規劃，以保障高齡者生活品質，安享晚年。

（資料來源：作者整理）

要受照護的老年人，都能強化他們對政府行政能力的信心，對國家認同的凝聚，也將是執政者能夠獲得人民正當性支持的重要來源。

結語

隨著老年人口激增及其所帶來的相關問題，老人健康照護已日漸受到重視。聯合國提出老年人應保有獨立自主、參與、尊嚴、適當照顧及自我滿足之原則，在老年人健康維護、經濟安全、教育與休閒、安定生活、心理及社會適應等，提供適切的醫療照護服務，給予長者完善、有尊嚴、高品質的生活安全及獨立自主等權利保障。健康照護體系應考慮老人真正的需求，包括老人對健康的定義，以期能發揮健康照護之最大效益，提供以老人為中心的照護，協助他們能達到成功的老化，並擁有安適尊嚴的晚年。

老人是我們生命與能力的源頭，是家庭和社會的重要資產，或許也是我們甜蜜的負擔與未來景況的寫照。若未來要維持現有人口結構的產能，即須思考如何讓老年人能夠保有其生理（身體）、心理（心智）、以及社會（互動）的內在能力，使高齡者能夠更獨立處理包括食衣住行在內的日常活動，或能更健康的活躍參與勞動或志工的工作。在高齡人口急遽增加之時，老人福利服務益顯其迫切性與重要性，是以更應不斷鑽研相關知能，分享服務經驗，藉以提昇服務品質，因應需求拓展服務項目，使政府機構，社會資源相互為用，以全方位、人性化的需求導向，提供適切的福利服務。經由認識老年人的健康需求，增強本身能力、善用現有資源，進而對健康照護政策建言及爭取照顧者的福利，老年人可以更健康、快樂，社會可以更溫馨、和諧。

參考書目

邱泯科（2009）。《97年苗栗縣社區照顧關懷據點輔導紀錄與督導成果報告》，未出版。

林麗惠（2006）。〈台灣高齡學習者成功老化之研究〉。《人口學刊》，33，133-170。

吳麗貞（2001）。《運動介入對社區老年人健康體能之影響》。國立台北護理學院護理研究所碩士論文。

高藝玲（2012）。《社區老人健康促進生活型態與主觀幸福感相關因素——以台南佳里區為例》。中臺科技大學護理研究所碩士論文。

陳嫣芬（2003）。《社區老人自覺健康狀況、身體活動和生活品質之研究》。國立中正大學運動與休閒教育研究所碩士論文。

薛曼娜（2006）。〈社區老人權能激發過程之概念分析〉。《護理雜誌》，3（2），5-10。

張蓓貞（2004）。《健康促進理論與實務》。新北市：新文京開發。

駱麗如（2012）。《某社區大學學員健康促進生活型態及相關因素之研究》。國立臺灣師範大學衛生教育學研究所碩士論文。

蔡詠琪（2005）。《成功老化：老年人之生活品質相關因子探討》。國立陽明大學物理治療學系暨研究所碩士論文。

劉乃瑜（2007）。《老年人健康促進與醫療利用關係之探討》。亞洲大學長期照護研究所碩士論文。

葉至誠（2012）。《高齡者社會參與》。台北：揚智。

謝麗卿（2007）。《台灣高齡人口健康促進對自覺健康及醫療服務利用之影響》。亞洲大學健康管理研究所碩士論文。

蕭文高（2010）。〈活躍老化與照顧服務：理論、政策與實務〉。《社區發展季刊》，132，41-58。

魏惠娟（2010）。〈台灣樂齡學習中心課程之分析：McClusky 需求幅度理論的應用〉。《成人及終身教育學刊》，15，115-150。

Beattie, A. (1991). Knowledge and control in health promotion. a test Case for social policy and social theory in Gabe J., Calnan M., Bury M. (Eds). The socoiology of health service, Routledge.

Green, L. W., & Kreutter, M. W. (1991). Health promotion planning an education andenvironmental approach. London: Mayfield.

Kaplan, G. A., Seeman, T. E., & Cohen, R. D. (1987). "Mortality among the elderly in the Alameda County study: Behavioral and demographic risk foctors., American Journal of Public Health, 17. (4.), 1126-1129.

Pender, N. J. (1987). Health promotion in nursing practice (2th ed.). Norwalk, CT: Appleton-Lange.

Pender, N. J. (1996). Health promotion in nursing practice. East Norwalk: Appleton & Lange.Walker, S. N., Volkan, K., Sechrist, K. R., & Pender, N. J. (1988). "Health promoting lifestyles of older adults: comparision with young and middle-aged adults, correlates andpatterns", Advances in Nursing Science, 11. (4.), 76-90.

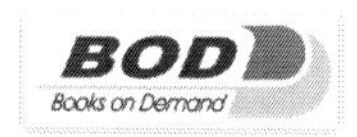

社會科學類　PF0244　長照關懷系列 02

高齡者的健康生活

作　　者 / 葉至誠
責任編輯 / 鄭夏華
圖文排版 / 楊家齊
封面設計 / 蔡瑋筠

發 行 人 / 宋政坤
法律顧問 / 毛國樑　律師
出版發行 / 秀威資訊科技股份有限公司
114 台北市內湖區瑞光路 76 巷 65 號 1 樓
電話：+886-2-2796-3638　傳真：+886-2-2796-1377
http://www.showwe.com.tw
劃撥帳號 / 19563868　戶名：秀威資訊科技股份有限公司
讀者服務信箱：service@showwe.com.tw
展售門市 / 國家書店（松江門市）
104 台北市中山區松江路 209 號 1 樓
電話：+886-2-2518-0207　傳真：+886-2-2518-0778
網路訂購 / 秀威網路書店：https://store.showwe.tw
國家網路書店：https://www.govbooks.com.tw

2019 年 9 月　BOD 一版
定價：320 元

國家圖書館出版品預行編目

高齡者的健康生活 / 葉至誠著. -- 一版. -- 臺北市：秀威資訊科技, 2019.09
面； 公分. -- (社會科學類；PF0244)(長照關懷系列；2)
BOD版
ISBN 978-986-326-735-5(平裝)

1. 中老年人保健 2. 健康法

411.1 108014175

讀者回函卡

感謝您購買本書，為提升服務品質，請填妥以下資料，將讀者回函卡直接寄回或傳真本公司，收到您的寶貴意見後，我們會收藏記錄及檢討，謝謝！
如您需要了解本公司最新出版書目、購書優惠或企劃活動，歡迎您上網查詢或下載相關資料：http:// www.showwe.com.tw

您購買的書名：________________________________

出生日期：________年________月________日

學歷：□高中（含）以下　□大專　□研究所（含）以上

職業：□製造業　□金融業　□資訊業　□軍警　□傳播業　□自由業
　　　□服務業　□公務員　□教職　□學生　□家管　□其它_____

購書地點：□網路書店　□實體書店　□書展　□郵購　□贈閱　□其他

您從何得知本書的消息？

□網路書店　□實體書店　□網路搜尋　□電子報　□書訊　□雜誌
□傳播媒體　□親友推薦　□網站推薦　□部落格　□其他__________

您對本書的評價：（請填代號　1.非常滿意　2.滿意　3.尚可　4.再改進）

封面設計____　版面編排____　內容____　文／譯筆____　價格____

讀完書後您覺得：

□很有收穫　□有收穫　□收穫不多　□沒收穫

對我們的建議：________________________________

____

____

____

請貼
郵票

11466
台北市內湖區瑞光路 76 巷 65 號 1 樓
秀威資訊科技股份有限公司 收
BOD 數位出版事業部

（請沿線對折寄回，謝謝！）

姓　　名：＿＿＿＿＿＿＿＿　年齡：＿＿＿＿　性別：□女　□男

郵遞區號：□□□□□

地　　址：＿＿＿＿＿＿＿＿＿＿＿＿＿＿＿＿

聯絡電話：(日) ＿＿＿＿＿＿＿＿ (夜) ＿＿＿＿＿＿＿＿

E-mail：＿＿＿＿＿＿＿＿＿＿＿＿＿＿＿＿